Zu diesem Buch

Die Sekretärin mit Rückenschmerzen, der Zahnarzt mit dem steifen Nacken, die ständig müde Rechtsanwältin, der Schauspieler mit Atemproblemen, die Sportlerin mit dem Tennisarm – sie alle leiden unter übermäßiger Anspannung und Dauerstreß. Und ihnen allen kann mit der Alexander-Technik geholfen werden. Sie packt das Übel – das heißt die eigentliche Ursache dieser Leiden – bei der Wurzel, indem sie den Mißbrauch des Körpers durch falsche Haltung und schlechte Bewegungsgewohnheiten behebt.

In vielen Jahren der Selbstbeobachtung und des Selbststudiums hat der Australier F.M. Alexander dieses Übungsprogramm entwickelt, um seine eigenen Haltungs- und Sprachprobleme zu überwinden. Heute ist die Alexander-Technik neben der Feldenkrais-Methode und dem Rolfing eine der bedeutendsten Körpertherapien.

Judith Leibowitz, Schülerin von F.M. Alexander, und Bill Connington (beide Lehrer an der berühmten Juilliard School in New York) machen die Alexander-Technik in diesem Buch einem breiten Publikum zugänglich. Da sie in ihrer ursprünglichen Form nur unter Anleitung eines Therapeuten praktizierbar ist, legen sie hier zudem ein Übungsprogramm zur Selbstbehandlung vor. Aufbauend auf einfachen Bewegungsabläufen, aus dem Alltag oder aus dem Sport, entwickelte Judith Leibowitz für jedermann leicht nachvollziehbare Übungen. Mit ihrer Hilfe kann man auf ganz natürliche Weise Fehlhaltungen beheben, Verspannungen überwinden, Schmerzen lindern und neue Kräfte mobilisieren.

Damit wird ein praktikabler Weg zur Selbsthilfe und Heilung ohne Medikamente und Apparate gewiesen, der sich ohne Schwierigkeiten in den normalen Tagesablauf integrieren läßt.

Judith Leibowitz / Bill Connington

Die Alexander-Technik

Körpertherapie für jedermann

Deutsch von Hans Finck

rororo
Rowohlt

rororo medizin und gesundheit
Lektorat Heike Wilhelmi

Für F. Matthias Alexander,
auf dessen Lebenswerk unsere Arbeit beruht.

Veröffentlicht im Rowohlt Taschenbuch Verlag GmbH,
Reinbek bei Hamburg, November 1993

Illustrationen im Text und für den Umschlag
Matthias Wagner
Umschlaggestaltung Nina Rothfos
Satz Sabon (Linotronic 500)
Gesamtherstellung Clausen & Bosse, Leck
Printed in Germany
1290-ISBN 3 499 19502 X

Inhalt

Vorbemerkung

Der Leser, der den in diesem Buch beschriebenen Weg einschlagen möchte, sollte dies nicht ohne Anleitung eines ausgebildeten Alexander-Lehrers tun.

Auf jeden Fall empfehlen wir ihm, den Rat eines Arztes einzuholen, bevor er mit den Übungen beginnt.

Vorwort

Von der Alexander-Technik hörte ich zum ersten Mal als Schauspielschüler an der Juilliard School. Unsere Lehrerin Judy Leibowitz machte uns klar, daß unsere Bewegungen und Körperhaltungen von Gewohnheit bestimmt und intuitiv durch Beobachtung und Nachahmung erlernt seien – was sich leider keineswegs stets zu unserem Besten auswirkte. Statt dessen, sagte sie, müßten wir ganz neu lernen, uns zu bewegen und zu sprechen, um Körper und Stimme optimal nutzen und zu größtmöglicher Ausdrucksfähigkeit entwickeln zu können. Eine Aussicht, die mir als ehrgeizigem jungen Schauspieler gleichzeitig beängstigend und faszinierend erschien. Wie sich dann in der Praxis zeigte, war die Technik, die mir zunächst so unendlich mysteriös vorgekommen war, ein durchaus zugängliches und äußerst angenehmes Fach.

Die Technik brachte uns allen viele offensichtliche Vorteile: Verspannungen wurden auf ein Minimum reduziert, unsere Stimme klang gelassener und voller, wir lernten, unsere Mitte zu finden und Geist und Körper miteinander zu verbinden. Außerdem «wuchsen» wir durchschnittlich um drei bis vier Zentimeter.

Und darüber hinaus habe ich in den folgenden Jahren äußerst positive Auswirkungen auf mein Alltagsleben feststellen können: Durch die Neutralisierung von Spannungen habe ich gelernt, mit den kleinen und großen Schmerzen, die das Leben für uns bereithält, besser fertig zu werden oder sie sogar ganz zu vermeiden.

Kevin Kline

Einführung

Die Sekretärin mit den Rückenschmerzen, die Mutter mit dem steifen Nacken, der Zahnarzt mit dem krummen Gang, der Musiker mit den Schulterschmerzen, die Rechtsanwältin, die sich ausgelaugt fühlt, der Schauspieler mit den Stimmproblemen, die Sportlerin mit dem Tennisarm – sie alle haben eines gemeinsam: Sie leiden unter übermäßiger Anspannung und übermäßigem Streß.

Die Alexander-Technik bietet Erleichterung bei solchen Beschwerden (und kann sie in einigen Fällen sogar vollständig beseitigen), indem sie zur Wurzel des Problems vordringt: dem Mißbrauch des Körpers. Die eben erwähnten und viele andere unangenehme und schmerzhafte Beschwerden sind oft die Folge von schlechter Körperhaltung und falscher Bewegung. Dabei wird ein beträchtlicher Streß auf den Körper ausgeübt. Die Alexander-Technik ist eine subtile Methode zur Änderung von Gewohnheiten und Einstellungen. Sie befreit Körper und Geist, verbessert Körperbewußtsein und Körperfunktionen und gibt dem Körper neue Freiheit, Koordination und Energie.

Hier ein paar typische Symptome, die von schlechter Körperhaltung und falschen Bewegungsgewohnheiten herrühren können und die sich mit Hilfe der Alexander-Technik lindern lassen:

- Rückenschmerzen
- Steifheit und Schmerzen in Nacken und Schultern
- Bursitis (Schleimbeutelentzündung)
- Schleudertrauma
- «Tennisarm»
- Arthritis
- Bandscheibenbeschwerden
- Atemstörungen
- Streßbedingte Beschwerden
- Muskelzucken und -krämpfe

- Lordose (Hohlrücken)
- Ischias
- Eingeklemmte Nerven
- Rundschultern
- Angst und Anspannung

Viele Menschen glauben, daß es reicht, sich gerade hinzustellen, um den mangelhaften Gebrauch des Körpers auszugleichen. Irrtum! Gute Haltung wird gemeinhin statisch definiert, doch wenn man sie nicht auch in der Bewegung beibehalten kann, ist sie wertlos. Bei dem Begriff «korrekte Haltung» fallen uns Männer in Uniform ein, Schüler, die beim Gehen ein Buch auf dem Kopf balancieren, oder auch ein Mannequin auf dem Laufsteg. «Gerade gestanden! Schultern zurück! Brust raus! Bauch rein! Becken nach hinten!» lauten die Anweisungen, die vielleicht auch Sie schon im Gymnastikunterricht, in der Ballettstunde oder von Ihrer Mutter gehört haben. Wenn man versucht, diesen Empfehlungen zu folgen, sieht man vielleicht etwas aufrechter aus, doch ist sehr fraglich, ob man sich wohlfühlt, sich frei bewegen oder auch nur richtig atmen kann. Womöglich kann man die steife Position für kurze Zeit beibehalten, doch aller Wahrscheinlichkeit nach wird man schon bald ins alte Haltungsmuster zurückfallen oder sich nur noch angespannt und steif bewegen.

Wenn Menschen beschließen, etwas an sich zu ändern, denken sie normalerweise nur an den Körperteil, der ihnen Ärger macht. Ein Mann, der zum Beispiel etwas gegen seinen Rundrücken tun möchte, wird die Muskeln anspannen und die Schultern zurückziehen. Nach kurzer Zeit wird ihm das unweigerlich zu anstrengend, und schon fallen die Schultern wieder rund nach vorn. Vielleicht nimmt er sich vor, seine Haltung durch Übungen zu verändern. Verläßt er sich dabei aber auf seine ineffizienten Bewegungsgewohnheiten, werden die Übungen an seinem Zustand oft nichts ändern.

Der Körper funktioniert mit größtmöglicher Effizienz, wenn sich alle Teile in dynamischem Gleichgewicht miteinander befinden. Wird die unnötige übermäßige Spannung losgelassen, kann der Körper sich zu voller Größe aufrichten, die Gelenke werden wie von schweren Gewichten befreit; Menschen, die das erleben, fühlen sich oft «entlastet» und staunen, um wieviel leichter man sich bewegen kann. Diese Freiheit können wir mit Hilfe der Alexander-Technik gewinnen – nicht durch vorprogrammierte Übungen, sondern durch geistig-körperliche Bewußtheit der Art und Weise, wie wir im Alltag funktionieren.

Die Methode ist aber nicht nur für Menschen geeignet, die unter Schmerzen oder Streß leiden, sondern für jeden, der lernen will, sich freier und lockerer zu bewegen, dank verbesserter Körperhaltung besser auszusehen, sich dynamischer zu fühlen und die Beziehung zwischen Körper und Geist zu erkunden.

Die Alexander-Technik wurde in den letzten Jahrzehnten des 19. Jahrhunderts in Australien von einem jungen Shakespeare-Schauspieler namens Frederick Matthias Alexander entwickelt. Bei seinen Auftritten litt er unter chronischer Heiserkeit; manchmal verlor er sogar völlig die Stimme. Medizinische Behandlung und Stimmübungen verschafften ihm allenfalls vorübergehende Erleichterung; also versuchte Alexander, das Problem selbst zu lösen. Nach vielen Monaten peinlich genauer Selbstbeobachtung vor einem dreifach ausklappbaren Spiegel erkannte er, daß seine Heiserkeit eine Folge von Stimm-Mißbrauch war, der wiederum kein isoliertes Phänomen, sondern nur ein Aspekt eines komplexen Musters mangelhafter Funktionen seines gesamten Körpers war. Im Spiegel konnte er klar sehen, wie er seinen Körper mißbrauchte, aber er konnte es nicht fühlen. Alexander entdeckte, daß er jedesmal, wenn er den Mund zum Sprechen öffnete, nach Luft schnappte, den Kopf nach hinten drückte und so die Wirbel zusammenpreßte. Dadurch entstanden Spannungen im ganzen Körper. Die Heiserkeit war eine Folge dieser extremen Anspannung. Auch beim Sprechen im Alltag unterlag er denselben Gewohnheiten wie auf der Bühne, doch traten sie unter der zusätzlichen Belastung, seine Stimme weithin hörbar machen zu müssen, stärker zum Vorschein.

Seine sorgfältigen Spiegelstudien zeigten Alexander auch, daß er *jede* Bewegung damit einleitete, den Kopf nach hinten zu legen und die Wirbelsäule zusammenzupressen. Er begriff, daß er den falschen Stimmgebrauch nicht korrigieren konnte, ohne seine geistige Einstellung und die Art und Weise, wie er seinen ganzen Körper gebrauchte, zu verändern.

Die übermäßige Spannung in der Nackenmuskulatur, die den Kopf nach hinten und unten zog, war verantwortlich für eine Kettenreaktion von Druck, der sich über die Wirbelsäule nach unten hin fortpflanzte und Spannungen im ganzen Körper erzeugte. In weiteren Selbstversuchen erkannte Alexander, daß er seinen Körpereinsatz würde ändern können, wenn es ihm nur gelänge, das Rückwärtsbeugen des Kopfes zu vermeiden. Dann würde er sich weitaus freier und effizienter bewegen können. Sobald er erneut in die alte Gewohnheit des Kopf-Zurück-Beugens verfiel, kehrten auch die Stimmprobleme wieder. Durch Selbstbeobachtung im Spiegel konnte er erkennen, wann er anfing, sich zu verspannen, und dann bewußt die Gewohnheit unterbrechen. Nach und nach verbesserten sich seine sensorischen Wahrnehmungen derart, daß er schließlich auch *fühlte*, wenn er den Körper falsch gebrauchte. Selbst dann ertappte er sich noch gelegentlich bei Rückfällen in die alte Gewohnheit, den Kopf nach hinten und unten zu ziehen, jetzt aber konnte er das neu gewonnene Wissen einsetzen, um die Fehlhaltungen zu korrigieren.

Nachdem er seine Gewohnheit, den Kopf nach hinten auf die Wirbelsäule zu pressen, erfolgreich verhindern konnte, bemerkte Alexander an sich eine Reihe von Veränderungen: Die übermäßige Spannung im Körper löste sich, die Wirbelsäule streckte sich, seine Bewegungen wurden freier und flexibler, die Atmung effektiver, die Stimmprobleme verschwanden, und Körperhaltung und Auftreten verbesserten sich deutlich.

Außerdem stellte er fest, daß sich seine Bewußtheit auf folgenden Ebenen erhöht hatte:

- auf der kinästhetischen Ebene. Er wurde sich der Gefühle und Spannungen im Körper und der Position des Körpers im Raum bewußt.
- auf der visuellen Ebene. Er sah seine Gewohnheiten klarer.
- auf der strukturellen Ebene. Er gewann ein größeres Wissen über seine Anatomie und seine Bewegungsabläufe.

– auf der intellektuellen Ebene. Er war sich seiner Denkprozesse klarer bewußt.
– auf der emotionalen Ebene. Er sah, wie er sich anderen Menschen und seiner Umgebung gegenüber verhielt und mit ihnen interagierte.

Die Details seiner Technik erarbeitete Alexander in neunjährigem Selbststudium. Er begriff, daß sein Problem nicht nur auf körperlichen Fehlhaltungen beruhte, sondern auch in seiner Denkhaltung lag. Er stellte fest, daß er immer dann in die alte Gewohnheit verfiel, wenn er krampfhaft ein bestimmtes Ziel erreichen wollte (also zum Beispiel laut und deutlich zu sprechen).

Alexander erkannte, daß er selbst für sein Fehlverhalten verantwortlich war – er allein zog den Kopf zurück, preßte die Wirbelsäule zusammen, verkürzte den Oberkörper und erzeugte die Spannung, die ihn die Stimme verlieren ließ. Vor allem aber wußte er, daß nur er selbst diesen Zustand ändern konnte. Er entdeckte, daß es der Streckung der Wirbelsäule förderlich war, wenn er den Kopf aufrecht hielt, und daß die aufrechte Kopfhaltung und die gleichzeitige Wirbelsäulenstreckung leichtere und freiere Bewegungen ermöglichten. Ihm wurde klar, daß sich die Funktionen des Geistes nicht von denen des Körpers trennen ließen. Indem er eine Lösung für seine Stimmprobleme fand, entdeckte Alexander den gesamten psychophysischen Kosmos des Menschen in Aktivität und konnte so eine strukturierte Methode zur Kontrolle und Veränderung von Gewohnheiten entwickeln.

Die Gewohnheit, die Alexander an sich beobachtete, das Beugen des Kopfes nach hinten und unten und das Zusammendrücken der Wirbelsäule, ist fast universell zu beobachten. Während er sich bemühte, diese Gewohnheit zu ändern, war Alexander gezwungen, mit Geist *und* Körper zu arbeiten. Damit begab er sich auf eine Reise der Selbsterforschung, die er nur fortsetzen konnte, wenn er die aufrechte Haltung des Kopfes und die Streckung der Wirbelsäule beibehielt. Jeder von uns kann diese Reise machen, indem er in Alexanders Fußstapfen tritt und die eigenen schlechten Gewohnheiten ablegt.

Für das westliche Denken seiner Zeit war Alexanders Konzept der

Integration von Geist und Körper revolutionär. Heute erkennen viele von uns, daß Geist und Körper auf so komplexe Weise miteinander verbunden sind, daß sich ihre Funktionen manchmal nur schwer voneinander trennen lassen. Ein Mensch besteht aus vielen Einzelteilen, die nur zusammen funktionieren. Wer wesentliche Veränderungen im Selbst bewirken will, muß sich mit dessen Gesamtheit, nicht nur mit einzelnen Teilen auseinandersetzen. Alle unsere Tätigkeiten im Ruhezustand oder in der Bewegung umfassen ein gemeinsames Handeln des Geist/Körpers.

Die Alexander-Technik ist etwas anderes als Yoga, Transzendentale Meditation, Massage, Chiropraktik, Gymnastik, Physiotherapie, Rolfing, Feldenkrais-Therapie, Aerobic, Selbsthypnose, Biofeedback, Haltungsschulung oder Entspannungsübungen. Die Alexander-Technik ist ein Bildungsprozeß, bei dem man lernt, jene Gewohnheiten zu ändern, die man ändern will. Ziel dabei ist, sowohl in der Bewegung als auch im Ruhezustand den Kopf im Gleichgewicht zu halten und die Streckung der Wirbelsäule zu bewahren.

Traditionell wurde die Technik in privaten Einzelstunden unterrichtet. Der Alexander-Lehrer vermittelt die Prinzipien der Methode durch verbale Anweisungen und sanfte Berührung. Lehrer und Schüler arbeiten zusammen auf Veränderung hin. Um die Alexander-Technik zu erlernen, müssen Sie eine Reihe von Stunden bei einem anerkannten Alexander-Lehrer nehmen. Wenn in Ihrer Nähe kein Lehrer arbeitet, können Sie die grundlegenden Prinzipien der Methode diesem Buch entnehmen. Wenn Sie den ersten Teil über die Alexander-Technik sorgfältig lesen und die Leibowitz-Übungen aus dem zweiten Teil selbst ausprobieren, können Sie mehr über die Funktionsweise Ihres Körpers erfahren, Ihre sensorische Wahrnehmung verbessern und sich freier und effizienter bewegen lernen. Mit einiger Wahrscheinlichkeit werden Sie auch besser aussehen und sich besser fühlen!

Im ersten Teil des Buches geht es um die Prinzipien der Alexander-Technik, darum, wie sie funktioniert und gelehrt wird, und darum, was man gewinnen kann, wenn man sie erlernt. Im zweiten Teil werden die Leibowitz-Übungen vorgestellt. Dabei handelt es sich um von

Judith Leibowitz entwickelte Bewegungsabläufe, die sie seit mehr als zwanzig Jahren in den Schauspielklassen der Juilliard School unterrichtet.

Leider läßt sich die Alexander-Technik ohne Anleitung durch einen ausgebildeten Alexander-Lehrer nicht vollständig erlernen. Dieses Buch richtet sich deshalb vor allem an jene, die wissen wollen, wie ihr Körper gebaut ist und wie sie ihn seiner Bestimmung gemäß effektiver, flexibler und leichter bewegen können.

Dieses Buch zeigt Ihnen, wie Sie durch die Alexander-Technik lernen können, alle Alltagstätigkeiten bewußt zu kontrollieren, ein Prozeß, in dem Sie viel über sich selbst und Ihre Beziehung zu Ihrer Umgebung erfahren werden. Wir hoffen, das Abenteuer wird Ihnen Spaß machen.

Teil I

Die Alexander-Technik

Judiths Geschichte

Drei Wochen vor meinem fünfzehnten Geburtstag bekam ich Kinderlähmung. Ich war von der Hüfte abwärts vollkommen gelähmt. Etwa sechs Monate war ich ans Bett gefesselt und für jede Bewegung auf fremde Hilfe angewiesen. Der Arzt sagte meinen Eltern, ich würde wahrscheinlich nie wieder gehen können, eine Prognose, die sie zum Glück nicht an mich weitergaben. Nach mehrmonatiger harter Arbeit mit einer Physiotherapeutin hatte sich mein Zustand so weit gebessert, daß ich mit Hilfe von Metallschienen und Krücken gehen konnte. Schließlich kam ich auch ohne Schienen und Krücken aus und stützte mich beim Gehen nur noch auf einen Stock. Ich hinkte auffällig.

Man sagte mir, ich müßte das Gewicht meines Körpers nach vorne verlagern, um das Gleichgewicht zu halten, also trug ich Kopf und Körper vor den Füßen her. So stand und ging ich einige Jahre. In dieser Haltung fühlte ich mich zwar aufrecht, mußte mich aber unbewußt sehr anstrengen, um nicht vornüberzufallen.

Da ich eine «brave Patientin» war und verzweifelt um Heilung kämpfte, strengte ich mich bei meinen ärztlich verordneten Übungen sehr an. Weil ich mich so sehr bemühte, «alles richtig zu machen», biß ich die Kiefer krampfhaft zusammen, spannte den ganzen Körper und hielt den Atem an, wenn ich versuchte, die Zehen zu bewegen (was bis heute nicht richtig geht), oder Übungen zur Stärkung der gelähmten Muskeln machte. Die Spannung setzte sich im Körper fest und leistete ein übriges zur Verzerrung meiner Gestalt. Der Kopf drückte auf den Hals, der Hals stand schief nach vorn, der ganze Körper war zusammengepreßt, die Schultern rund, der Lendenwirbelbereich verbogen, der Brustkorb eingefallen und der Rumpf in den Hüften zur Seite verdreht. Ich versuchte weiter, das zunehmende Ungleichgewicht in meinem Körper zu kompensieren, doch mein Zustand verschlechterte sich nur. Je mehr ich mich um Besserung bemühte, desto schlimmer wurde alles.

Meine Cousine nahm damals Klavierstunden bei einer Lehrerin, die allen ihren Schülern die Alexander-Technik empfahl. Ihre Alexander-Lehrerin Lulie Westfeldt hatte ebenfalls Kinderlähmung gehabt und durch die Alexander-Technik viele der damit verbundenen Behinderungen überwunden. Meine Mutter, die die Hoffnung, daß ich doch noch geheilt werden würde, nie aufgegeben hatte, drängte mich, es mit dieser Technik zu versuchen. Zunächst war ich skeptisch, willigte aber schließlich ein und nahm Unterricht, zunächst bei Alma Frank, dann bei Lulie Westfeldt – ein Jahr lang jede Woche eine Stunde. Die Lehrerinnen halfen mir, überflüssige Spannung loszulassen, so daß ich aufrechter stehen konnte. Ich beschwerte mich, weil ich das Gefühl hatte, gleich nach hinten umzufallen und das Gleichgewicht zu verlieren. Da zeigten sie mir im Spiegel, daß ich zwar aufrechter dastand als vorher, aber immer noch vornübergeneigt. Da ich mich so viele Jahre nach vorn gelehnt hatte, fühlte sich die Vorwärtsneigung aufrecht an, und wenn ich aufrecht stand, dachte ich, ich lehnte mich nach hinten. Nur durch den beruhigenden Zuspruch meiner Lehrerinnen und den unbestechlichen Spiegel konnte ich erkennen, daß meine Selbstwahrnehmung keineswegs meiner tatsächlichen Körperhaltung entsprach. Meine sensorische Wahrnehmung bot mir keinen verläßlichen Anhaltspunkt.

Da ich vermutete, daß intensive Arbeit mit der Alexander-Technik noch mehr Erfolg bringen würde, nahm ich einen Monat Urlaub (ich arbeitete in der chemischen Forschung) und ging jeden Tag zum Unterricht. In diesem Monat verbesserte sich der Zustand meines Körpers dramatisch. Mein Hinken ging stark zurück. Der Körper begann, sich aus seinen Verzerrungen aufzurichten, und ich konnte mich weitaus leichter bewegen. Als mir meine Bewegungsgewohnheiten bewußter wurden, begann ich zu begreifen, daß ich zunächst diese Gewohnheiten aufgeben mußte, damit sich eine Veränderung einstellen konnte. Ich hatte die Tatsache akzeptiert, daß es für Polio keine «Wunderheilungen» gibt, da die Krankheit die motorischen Nervenzellen zerstört und Nervenzellen nicht regenerierbar sind. Ich war nicht «geheilt», aber ich begann zu lernen, meine Bewegungsgewohnheiten so zu ändern, daß ich innerhalb meiner Grenzen optimal agieren konnte.

Als Lulie Westfeldt vorschlug, ich sollte mich zur Alexander-Lehrerin ausbilden lassen, war ich begeistert. Um die Folgen der Kinderlähmung zu überwinden, mußte ich weiter kontinuierlich an mir arbeiten, das wußte ich; die Ausbildung würde mich zwingen, täglich zu üben. In den folgenden zwei Jahren lernte ich, wie man die Alexander-Technik an andere weitergibt, und dabei besserte sich mein eigener Zustand ständig. Ich konnte wesentlich leichter und ausdauernder gehen. Die durch die Unausgewogenheit der Muskulatur entstandenen physischen Verzerrungen des Körpers begannen zu verschwinden. Viele Bewegungen, die früher schwierig gewesen waren, fielen mir nun leichter. Ich konnte etwas vom Boden aufheben, ohne mich auf einen Stuhl oder Tisch aufstützen zu müssen. Ich verlor die Angst vorm Fallen. Gelegentlich blieb ich mit dem Zeh irgendwo hängen und fiel hin, da ich in Füßen und Beinen keine Muskeln habe, die mich wieder ins Gleichgewicht bringen können, aber immerhin lernte ich, im Fallen loszulassen, so daß ich mir nicht weh tat. Auch das Wiederaufstehen fiel mir leichter. Geistiger und körperlicher Streß ließen nach, und ich entwickelte mehr Selbstvertrauen und eine positivere Lebenseinstellung. Durch das verbesserte Selbstbild öffnete ich mich stärker der Umwelt gegenüber und entdeckte, daß ich leicht Freunde gewinnen konnte.

Im zweiten Jahr meiner Ausbildung zur Alexander-Lehrerin war ich in physischer und psychischer Hinsicht offen genug geworden, um zu merken, daß ich eine Psychotherapie brauchte. Die Arbeit mit der Alexander-Technik verlangt ein unvoreingenommenes Studium des Selbst auf körperlicher und geistiger Ebene. Diese Fähigkeit zur objektiven Selbstbeobachtung setzte ich auch bei der Auseinandersetzung mit emotionalen Problemen ein. Mein Therapeut war von meinen Fortschritten dermaßen beeindruckt, daß er fortan viele Patienten zu Alexander-Lehrern überwies.

Nach der Abschlußprüfung machte ich mich unter Zittern und Zagen selbständig. Die Praxisräume teilte ich mir mit einer Stimmlehrerin, die sich sehr für die Alexander-Technik interessierte und viele ihrer Schüler zu mir schickte. So lernte ich zum ersten Mal im Leben darstellende Künstler kennen. Meine Praxis wuchs, und schon bald arbeitete ich mit Menschen aus allen Lebensbereichen. Indem ich den

Schülern half, die Alexander-Technik zu erfahren und zu begreifen, machte auch mein eigenes Verständnis große Fortschritte. Es war und ist ein Wachstumsprozeß für beide, Lehrer und Schüler.

Nachdem ich zwei Jahre unterrichtet hatte, fuhr ich nach London und nahm jeden Tag Stunden bei F. M. Alexander. Obwohl schon über 80 Jahre alt, unterrichtete er noch voll. Er war ein hervorragender Lehrer; die Arbeit mit ihm regte mich an, tiefer in mich selbst hineinzuschauen, um die Einheit von Geist und Körper besser zu verstehen. In dieser Zeit wurde mir deutlicher denn je zuvor bewußt, daß es allein an mir lag, meine alten Bewegungsgewohnheiten zu ändern. Erst nach der Rückkehr aus England begann ich an mich als Lehrerin wirklich zu glauben.

Ich war jetzt zu einer überzeugten Anhängerin der Alexander-Technik geworden. So wie ein Zuckerkranker seine tägliche Insulindosis braucht, konnte ich nicht ohne die tägliche Dosis «Alexander» auskommen. Das Lehren der Technik bot mir Gelegenheit, während der Arbeit mit anderen gleichzeitig an mir selbst zu arbeiten.

Nach zwei weiteren Jahren des Unterrichtens fuhr ich wieder nach England und arbeitete sechs Wochen mit Alexander. Bald nach meiner Rückkehr nach New York starb er. Auch meine beiden Lehrerinnen in New York, Lulie Westfeldt und Alma Frank, lebten inzwischen nicht mehr. Von nun an war ich ohne Lehrer oder «Meister», den ich hätte um Rat fragen können, also ganz auf mich selbst gestellt.

Die Vollkommenheit der menschlichen Gestalt, wie sie in der griechischen Bildhauerkunst der Antike demonstriert wird, hat mich immer fasziniert. In meiner Jugend habe ich viele Stunden im Metropolitan Museum of Art in New York verbracht und die griechischen Statuen studiert und bewundert. Dann ging ich nach Hause und versuchte, ihre Schönheit in Lehm wiedererstehen zu lassen – doch erst kurz nachdem ich begonnen hatte, mit der Alexander-Technik zu arbeiten, erwog ich zum ersten Mal ernsthaft, das Bildhauern zu erlernen. Die Technik half, meinen Körper zu befreien, und setzte in mir schöpferische Energien frei. Ich überlegte sogar, ob ich Bildhauerin von Beruf werden sollte. Ich war hin und her gerissen zwischen der Alexander-Technik und der Kunst der Skulptur, beides Vollzeitbeschäftigungen. Schließlich wurde mir klar, daß ich auf meinen täglichen «Schuß» Alexander-Technik keinesfalls verzichten konnte. So erhielt die Bildhauerei bei mir den Status eines ernsthaften Hobbys. Durch meine entsprechenden Erfahrungen konnte ich in meinen Unterricht einen Sinn für Form und Dreidimensionalität integrieren. Die Technik bietet alle Möglichkeiten zur Neuformung des Körpers. Die Studenten sagen mir oft, sie hätten das Gefühl, daß ich an ihnen wie an lebenden Skulpturen arbeite.

Als ich etwa zehn Jahre unterrichtet hatte, äußerten mehrere meiner Schüler Interesse an einer Ausbildung zum Alexander-Lehrer, die damals eigentlich nur in England möglich war. Mit großen Zweifeln und Unzulänglichkeitsgefühlen gab ich ihrem Drängen nach. Zwei von fünf Personen aus diesem ersten Lehrgang unterrichten bis heute.

1964 gründete ich zusammen mit vier jungen Alexander-Lehrerinnen und -Lehrern das American Center for the Alexander Technique, Inc. (ACAT), die erste offizielle Schule in den Vereinigten Staaten, die Alexander-Lehrer ausbildet und prüft. Der erste Kursus unter der Schirmherrschaft des ACAT begann 1966, und bis heute hat das Institut die Lehrerausbildung ohne Unterbrechung fortgesetzt. Bis zu meinem Rücktritt 1981 war ich Programmdirektorin und gehöre noch immer zum Lehrkörper. ACAT bietet ein dreijähriges Programm zur Lehrerausbildung an, das von der amerikanischen Weiterbildungsbehörde anerkannt ist.

In diesen Jahren arbeitete ich häufig mit Schauspielern zusammen. 1968 lud mich John Houseman ein, an der neueingerichteten Schauspielabteilung der Juilliard School zu lehren. 1968 wurde die Alexander-Technik im Studiengang Schauspiel ins Lehrprogramm aufgenommen und ist nach und nach zu einem integralen Teil der Schauspielausbildung an der Juilliard School geworden.

Mein Leben ist heute ausgefüllt durch meine Lehrtätigkeit an der Juilliard School und meine Privatstunden, durch die Ausbildung von Alexander-Lehrern und durch die Tätigkeit für verschiedene Schulen und Schauspielgruppen, bei denen ich die Technik vorstelle und unterrichte. Das verschafft mir jene tägliche Begegnung mit der Alexander-Technik, die ich unbedingt brauche.

Für mich ist die Alexander-Technik ein zunehmend an Bedeutung gewinnender Prozeß, der mich zwingt, tiefer und tiefer in alle Aspekte meines Selbst einzudringen. Der körperliche Gewinn ist unschätzbar, doch ebenso wichtig ist der psychische Nutzen im Hinblick auf persönliches Wachstum, Klarheit des Denkens und die Art und Weise, wie ich mit meinem Leben umgehe. Meiner selbst bewußt zu sein und die Mittel zur Veränderung zur Verfügung zu haben, gibt mir die Kontrolle über mich selbst. Ich weiß, daß ich zwischen verschiedenen Verhaltensformen wählen kann, und das ist eine befreiende Erfahrung. Ich weiß, daß ich mit Hilfe der Alexander-Technik weiterwachsen werde.

Bills Geschichte

In unserer Familie war man sich des eigenen Körpers kaum bewußt. Anders als anderen Kindern sagte man mir in der Kindheit auch nie, ich solle mich gerade halten. Sport und andere Formen körperlicher Aktivität galten als unwichtig; was zählte, waren eifriges Lernen und gute Zensuren. Meine Mutter hatte auf dem College Modern Dance belegt und sorgte dafür, daß alle Kinder schwimmen lernten, aber das war es dann auch schon. Meine Eltern waren beide in der Schule schlecht in Sport gewesen, also sagten sie zu uns: «Das geht schon in Ordnung, wenn du in Sport nicht gut abschneidest, du schlägst eben uns nach.» Als Heranwachsender hatte ich Angst vor körperlicher Betätigung und hielt mich für ausgesprochen linkisch.

Erst als ich 17 war und an den Proben für eine Aufführung von *Romeo und Julia* teilnahm, merkte ich zum ersten Mal, wie meine Haltung auf andere wirkte. Die Ballettlehrerin, die die Choreographie für die Ballszene einstudierte, sagte mir wiederholt, ich sollte mich gerade halten. Ich versuchte, ihrer Aufforderung nachzukommen, indem ich jeden einzelnen Muskel anspannte. Bisweilen legte sie mir die Hände auf den Oberkörper und zog ihn nach oben, aber es half nichts. Ich konnte nicht verstehen, warum sie immer wieder mich herausgriff und meine Haltung korrigieren wollte. Wenn ich mich im Raum umschaute, sah ich überall in sich zusammengesackte Figuren in Trikots und Strumpfhosen. Betrachtete ich aber meine eigene Gestalt im Spiegel, konnte ich nichts Nachteiliges entdecken. Ich konnte den Zustand meines Körpers buchstäblich nicht sehen.

Im Herbst schrieb ich mich bei der Londoner Academy of Music and Dramatic Arts fürs Schauspielstudium ein. An dieser Schule legte man großen Wert auf Körperbeherrschung. Die Lehrpersonen waren der festen Überzeugung, der Körper des Schauspielers sei ein Werkzeug, das jederzeit locker und beweglich sein müßte, um wirkungsvoll eingesetzt zu werden. Um dieses Ziel zu erreichen, standen jeden Tag entsprechende Übungsstunden auf dem Programm: mimischer

Ausdruck, Spanischer Tanz, Modern Dance, Steptanz, Jazztanz; außerdem Aufwärmübungen beim Gesangs-, Schauspiel- und Sprechunterricht. Ich trug fast ständig einen schwarzen Gymnastikanzug und sah mich jeden Tag stundenlang im Spiegel. Langsam begann ich zu erkennen, in welch trauriger Verfassung sich mein Körper befand. Rasch begriff ich, wie wichtig der richtige Gebrauch des Körpers war. Wenn ich – insbesondere im Nacken- und Schulterbereich – verspannt war, merkte ich, daß auch die Stimme, die ja für jeden Schauspieler so wesentlich ist, in Mitleidenschaft gezogen wurde. Sie klang dann gepreßt und dumpf. Dadurch war auch die Bandbreite der Emotionen, die ich darstellen konnte, eingeschränkt, worunter meine Leistungen als Schauspieler litten. Wegen der Verspannungen waren meine Bewegungen nicht gerade elegant zu nennen, was ich durch betont «graziles» Auftreten zu verbergen suchte. Mit anderen Worten: Ich war ein 18jähriger junger Mann mit verspannter Muskulatur, hoher, undeutlicher Stimme, emotionalen Hemmungen und diversen manierierten Bewegungsgewohnheiten.

Glücklicherweise kam im zweiten Jahr meiner Ausbildung eine Alexander-Lehrerin namens Glynn MacDonald an die Akademie. Ihre Kurse waren schon bald die beliebtesten an der ganzen Schule. Wenn ein Student im Sprechunterricht Probleme mit Verspannungen hatte oder im Schauspielunterricht eine Szene nicht hinkriegte, weil er verkrampft oder in seinen Bewegungsmöglichkeiten eingeschränkt war, sagten die anderen Lehrer oft: «Sprich doch mal mit der Alexander-Lehrerin darüber.» Die Kurse fanden in einem winzigen Turmzimmer statt, von dem aus man das ganze Schulgelände überblicken konnte. In jede Himmelsrichtung ging ein ovales Fenster. Der Raum war mit ein paar Stühlen, einem Tisch und einem an die Wand gepinnten Blatt Papier ausgestattet, auf dem stand: «Wir können die Gewohnheiten eines ganzen Lebens innerhalb weniger Minuten ablegen, wenn wir nur unser Gehirn benutzen. – F. M. Alexander.» Ich fand dieses Zitat etwas beängstigend, war aber bereit, es auf einen Versuch ankommen zu lassen.

In der ersten Stunde fing Glynn gleich an, mit einem der Studenten zu arbeiten. Sie hieß ihn, sich auf dem Tisch auszustrecken, und legte ihre Hände sanft auf verschiedene Teile seines Körpers, während wir anderen zuschauten. Nachdem sie ein paar Augenblicke so gearbeitet hatte, sagte sie: «Ich glaube, ich muß das, was ich hier mache, irgendwie erklären. Ich möchte nicht, daß ihr *irgend etwas* tut, sondern, daß ihr *nichts* tut. Ich möchte, daß ihr euch einfach *sein* laßt.» Mir war nicht ganz klar, was sie damit meinte, fühlte mich aber sehr erleichtert. Bald begriff ich, daß es darum ging, alle unnötigen Spannungen im Körper loszulassen, damit wir leichter und effizienter funktionierten. Die meisten anderen Lehrer an der Schule verlangten, daß wir uns Mühe gaben, um etwas richtig hinzukriegen. Hier aber war jemand, der uns aufforderte, uns *nicht* zu bemühen, damit das Loslassen von selbst geschehen konnte.

Die Kurse machten großen Spaß. Manchmal bearbeitete Glynn uns im Liegen, manchmal im Stehen oder in der Bewegung. Wenn wir drangewesen waren, fühlten wir uns ohne Ausnahme sehr leicht, frei und manchmal auch ein wenig benommen. Beim Verlassen des Zimmers war mir regelmäßig, als ob ich schwebte. Leider kehrten die schlechten Bewegungsgewohnheiten nach den Lektionen rasch wieder zurück, und ich verspannte mich erneut. Wie bei jeder Ausbildung braucht man auch bei der Alexander-Technik Zeit, um das Gelernte aufs eigene Leben anzuwenden. Glynn riet uns, zwischen den Unterrichtsstunden zu den alten Bewegungsgewohnheiten «nein» zu sagen, uns mit einer Stütze unterm Kopf und einer weiteren unter den Knien auf den Boden zu legen und unsere «Alexander-Gedanken» zu denken. Alle befolgten die Ratschläge mit nachgerade religiösem Eifer. Jeden Tag legte ich mich auf den Boden, um an mir zu arbeiten. Lange Zeit schien nichts zu geschehen. Allerdings fühlte ich mich deutlich weniger verspannt, wenn ich nach ungefähr einer Viertelstunde wieder aufstand.

Als ich eines Tages so dalag und die Alexander-Gedanken dachte, fiel plötzlich der untere Teil des Rückens (im Bereich der Lendenwirbel), der bisher nach oben durchgebogen gewesen war, mit einem dumpfen Geräusch auf den Boden herab. Ich war überrascht, wie schnell das geschehen war. Mir wurde klar, daß ich noch weit verspannter war, als ich gedacht hatte. Auch meine Ängste waren durch die Spannung im Körper mitverursacht. Ich war derart ängstlich darum bemüht, anderen zu gefallen und alles richtig zu machen, daß es mir schwerfiel, irgendeine Entscheidung zu treffen. Schon der Entschluß, in diesen oder jenen Film zu gehen, konnte zu einer monumentalen Anstrengung werden. Als der Streß in meinem Körper langsam nachließ, wurde mein Denken klarer und Entscheidungen fielen mir leichter. Die Erfahrung mit dem Rücken war deshalb so wichtig für mich, weil sie mir zeigte, daß der Geist auf den Körper in einer Weise einwirken konnte, wie ich es bisher nicht für möglich gehalten hätte. Einfach durch «Drandenken» konnte ich die Biegung im Lendenwirbelbereich verändern.

Plötzlich war ich in den Bewegungskursen gut. Sobald ich mich von den Spannungen befreien konnte, besaß ich eine natürliche Anmut. Die Ballettlehrerin schlug mir sogar vor, mich zum Tänzer ausbilden zu lassen. Sie sagte: «Du riechst nach einem Tänzer.» Eine etwas irritierende Formulierung, die ich jedoch als Kompliment auffaßte.

Nach meiner Abschlußprüfung zog ich nach New York und suchte Arbeit als Schauspieler. Ich beschloß, die Alexander-Ausbildung fortzusetzen, und nahm Privatstunden bei Barbara Kent. Sie half mir, Klarheit über die Technik zu gewinnen, und brachte mir bei, wie sie sich im Alltag anwenden ließ. Außerdem zeigte sie mir, wie ich die Arbeit an mir selbst zwischen den Unterrichtsstunden intensivieren konnte. Nach anderthalb Jahren war ich so fasziniert von der ganzen Materie, daß ich beschloß, selbst Alexander-Lehrer zu werden.

Mit 21 schrieb ich mich für den Lehrer-Ausbildungskurs am American Center for the Alexander Technique ein. Wenn man mich heute nach meinen Trainingserfahrungen fragt, sage ich, es sei gleichzeitig das Aufregendste, Anstrengendste, Leichteste und Schwierigste von allen Dingen gewesen, die ich je getan habe. Es war schwierig, weil meine Gewohnheiten so fest verankert waren. Es war anstrengend, weil ich mich bemühte, einen völlig neuen Weg zur Nutzung von Körper und Geist zu finden, wofür man enorm viel Konzentration benötigt. Es war das Leichteste, was ich jemals getan habe, weil die Lehrerinnen und Lehrer am ACAT uns in jeder Hinsicht unterstützten und beschützten – eine ganz hervorragende Lernatmosphäre. Aufregend war es, weil es der Beginn eines großen Abenteuers war, eine Möglichkeit, mehr über mich selbst und meine Beziehungen zur Außenwelt zu lernen.

Nach der Abschlußprüfung nahm ich weiter Privatstunden und arbeitete mit Kollegen, um meine Fähigkeiten als Lehrer zu verbessern. Ich unterrichtete Privatschüler und kleine Gruppen von darstellenden Künstlern an Schauspielschulen, Tanzschulen und Universitäten. Es hat mir sehr geholfen, so viele Schülerinnen und Schüler zu haben. Jeder Schüler ist anders und von jedem kann man etwas anderes lernen.

Vor kurzem habe ich auch selbst wieder mit der Schauspielerei angefangen. Die Alexander-Technik hat in mir sehr viel kreative Energie freigesetzt. Bei meiner Rückkehr auf die Bühne stellte ich fest, daß Atem und Stimme viel freier geworden sind, daß ich weit weniger Spannungen im Körper habe und daß ich die Emotionen der dargestellten Person freier fließen lassen kann – aus jener Quelle tief in meinem Inneren.

Ich will hier nicht auf alle Veränderungen eingehen, die in mir stattgefunden haben. Zwei Szenen sollen genügen, um zu unterstreichen, was ich meine.

Zu Beginn der Lehrerausbildung verletzte ich mich an den Füßen und mußte orthopädische Korrekturschienen tragen. Ich weiß noch, wie ich die Füße anschaute (vor Beginn der Alexander-Ausbildung war mein Beobachtungsvermögen gleich Null) und dachte: «Zu dumm, daß ich so häßliche Füße habe. Die Zehen sind krumm und schief. Na ja, ich bin eben so auf die Welt gekommen, und man kann sowieso nichts daran ändern.» Während der Ausbildung dachte ich nicht viel an die Füße. Kurz nach der Abschlußprüfung fiel mein Blick zufällig darauf, und ich sah, daß die Zehen gerade waren. Ich holte die Korrekturschienen aus dem Schrank und versuchte, sie anzulegen. Die Füße paßten nur hinein, wenn ich die Fußmuskulatur mit aller Gewalt verkrampfte, den Atem anhielt und sämtliche anderen Muskeln ebenfalls anspannte. Da wurde mir klar, daß ich vor der Ausbildung zum Alexander-Lehrer mein Leben lang den Atem angehalten und die Muskeln kontrahiert hatte. Jetzt war ich ganz erschöpft, wenn ich nur 30 Sekunden lang versuchte, die frühere Spannung zu halten.

Kürzlich habe ich entdeckt, daß dieselben überwältigend starken Spannungen auch meine Stimme in einem Ausmaß eingeengt hatten, das mir bisher nicht klar war. Beim Gesangsunterricht auf der Schauspielschule hatte man festgestellt, daß ich eine relativ leise, leichte

Baritonstimme mit geringem Volumen besaß. Danach nahm ich zehn Jahre lang keinen Gesangsunterricht mehr, bis ich eines Tages bei einer Freundin zu Besuch war, einer Agentin für Opernsänger. Wir hörten ein Duett vom Tonband, und ich fing an mitzusingen. Die Freundin sagte: «Bill, du hast aber eine schöne Stimme.» Ich entgegnete: «Nein, eine ziemlich schwache Baritonstimme, die nur anderthalb Oktaven umfaßt.» – «Da hat ja schon deine Sprechstimme eine größere Bandbreite», widersprach sie, «und außerdem bist du Tenor.» Ich nahm eine Gesangsstunde und tatsächlich stellte sich heraus, daß ich Tenor war und mindestens eine Oktave mehr singen konnte als je zuvor. Es war aufregend, diese Töne zu finden, die im Prinzip da waren, aber von mir nie benutzt wurden. Nur indem ich die fixe Idee über den Klang meiner Stimme aufgab, konnte ich die Freiheit finden, etwas zu riskieren und meine wahre Stimme zu erkunden.

Als ich Alexanders Zitat «Wir können die Gewohnheiten eines ganzen Lebens innerhalb weniger Minuten ablegen, wenn wir nur unser Gehirn benutzen» zum ersten Mal las, hatte ich es mißverstanden. Ich dachte: «Wie soll das möglich sein, eine lebenslange Angewohnheit plötzlich in ein paar Minuten abzulegen?» Nach und nach wurde mir bewußt, daß das Neinsagen zu alten Gewohnheiten ein Prozeß ist, der niemals aufhört. Ich lernte, daß ich alte Gewohnheiten wieder und wieder ablegen mußte und daß es sich dabei um einen wundervoll befreienden Vorgang handelt.

Das wesentliche Werkzeug, das mir die Alexander-Technik an die Hand gegeben hat, ist die Freiheit der Wahl. Ich habe beruflich und persönlich kühne Entscheidungen getroffen – Entscheidungen, die aus meinem wahren Selbst heraus kamen, Entscheidungen, die ich nur treffen konnte, weil die Fessel der hemmenden alten Gewohnheiten von mir genommen war. Ich freue mich darauf, in Zukunft andere, neue Richtungen einzuschlagen – ohne zu wissen, wohin sie führen, aber sehr wohl wissend, daß ich fähig sein werde, auf neue Situationen zu reagieren.

Das Leben ändern mit Hilfe der Alexander-Technik

Alle möglichen Leute nehmen Alexander-Stunden: Menschen, die unter Anspannung und Streß leiden, Leute mit Rücken- oder Nackenschmerzen, Personen mit schlechter Haltung, Menschen, deren Beruf schlechte Haltungsgewohnheiten fördert (zum Beispiel Zahnärzte, Schreiner, Bildschirmarbeiter und Mütter), Leute, die ihren Körper von Berufs wegen optimal einsetzen müssen (etwa Tänzer, Musiker, Schauspieler, Sänger und Sportler), und schließlich viele, die daran interessiert sind, ihren Geist/Körper effizienter und flexibler zu gebrauchen. Um von der Alexander-Technik zu profitieren, muß man keine Schmerzen verspüren oder unter schlechter Haltung leiden. Auch Menschen, die ihren Körper relativ gut gebrauchen, können Gewinn daraus ziehen.

Im folgenden berichten wir von Menschen, denen durch die Technik geholfen wurde. Es handelt sich um echte Fallgeschichten von Schülern, mit denen wir gearbeitet haben – nur die Namen sind geändert. Wir haben diese Berichte in das Buch aufgenommen, um zu illustrieren, was nach ein paar Alexander-Lektionen unter Anleitung eines ausgebildeten Alexander-Lehrers geschehen kann. Jede Situation und jeder Schüler ist anders. Jeder Lehrer hat einen anderen Unterrichtsstil. Was er während der Lektion macht, hängt vom Schüler ab und davon, was dem Lehrer in dieser bestimmten Stunde am wichtigsten erscheint. Trotzdem meinen wir, daß die Fallbeispiele Ihnen eine allgemeine Vorstellung vom Alexander-Prozeß vermitteln werden.

In vielen dieser Fallgeschichten berichten die Schüler von dramatischen Veränderungen. Natürlich erlebt nicht jeder derart radikale Transformationen. Manch einer nimmt Unterricht, weil er etwas recht Einfaches erlernen will, etwa wie man längere Zeit vor dem Computer sitzen kann, ohne Rückenschmerzen zu bekommen. Wir aber wollten an einigen Beispielen zeigen, was die Technik bewirken kann, wenn die Schüler konsequent an sich arbeiten. Auch Sie können mit Hilfe der Alexander-Technik Ihr Leben verändern – wenn Sie wollen.

Kimberly

Kimberly ist Direktorin einer Investmentbank. Lange litt sie unter unerträglichen Rückenschmerzen infolge von Muskelkrämpfen und Ischias. Bei schlimmen Anfällen konnte sie kaum ein paar Schritte ohne starke Schmerzen gehen. Sie versuchte es mit konsequenter Bettruhe, Chiropraktik, Physiotherapie und psychiatrischer Behandlung. Nichts davon half. Schließlich ging sie zu einem Neurologen und Neurochirurgen, der zur operativen Entfernung einer Bandscheibe riet. Nach der Operation mußte sie zwei Monate das Bett hüten. Da überredete eine Freundin sie, zur Unterstützung des Genesungsprozesses Alexander-Unterricht zu nehmen. Heute sagt sie: «Ich habe gelernt, meinen Körper so zu gebrauchen, daß der Druck vom beschädigten Gebiet ferngehalten wird. Die Alexander-Stunden waren ganz wesentlich für meine vollständige Wiederherstellung nach der Operation.»

Sie erkannte, daß die Rückenschmerzen hervorgerufen wurden durch eine Kombination aus Streß, Anspannung und schlechten Haltungsgewohnheiten. Als Folge falschen Ballett-Trainings hatte sie sich angewöhnt, viel zu aufrecht und steif zu stehen. Sie war so steif, daß die Wirbel und Bandscheiben bei jeder Bewegung knirschten.

Kimberlys Fazit:

Die Operation verlief erfolgreich, aber die schlechten Bewegungsgewohnheiten waren noch da. Ohne die Alexander-Technik wäre ich sicher wieder in die alten Muster zurückverfallen und hätte mich erneut verletzt. Ich habe den Umgang mit meinem Rücken neu lernen müssen. Heute fühle ich mich wohl und in meinem Körper zu Hause, bin ausdrucksfähiger und gelassener. Da ich besser stehe und mich besser bewege, stehen mir auch meine Kleider besser. Die Auflösung der Spannungen im Gesicht und im ganzen Körper hat bewirkt, daß ich jünger aussehe und mich jünger fühle. Kein Wunder, daß mein Allgemeinbefinden weit besser ist als früher. Ich bin fest davon überzeugt, daß manche Menschen mit Hilfe der Alexander-Technik Rükkenoperationen vermeiden könnten, falls ihre Beschwerden auf falschem Körpereinsatz beruhen. Immer wenn ich höre, daß jemand starke Rückenschmerzen hat oder ihm gar eine Operation droht, gehe ich hin zu dem Betreffenden – egal ob ich ihn kenne oder nicht – und sage: «Wie wär's mit einem guten Rat, durch den Sie 12 000 Dollar sparen könnten? Versuchen Sie es mal mit der Alexander-Technik!»

Rebecca

Rebecca war 23, als sie zum ersten Mal zum Unterricht kam. Seit drei Jahren litt sie unter Schmerzen im oberen und mittleren Rückenbereich. Sie sagte, ihr Rücken fühle sich an wie eingefroren. Die Schmerzen hatte sie erstmals bemerkt, als sie am College viele Stunden auf Plastikformsitzen verbringen mußte. Jahre zuvor hatte sie einen Autounfall gehabt und beim Sport in der Schule drei Gehirnerschütterungen und eine Stauchung im Lendenwirbelbereich erlitten. Nach diversen Untersuchungen erklärte der Arzt, sie hätte eine Lordose (einen Hohlrücken) und überdehnte Gelenke, und ihre Wirbelsäulenmuskulatur sei ständig verkrampft. Er empfahl ihr Kraft-Training für den oberen Rückenbereich und schlug ihr vor, ein paar Alexander-Stunden zu nehmen.

Pflichtbewußt ging Rebecca ins Bodybuilding-Studio und trainierte an den Maschinen, doch der Rücken tat nur noch *mehr* weh. Nach drei Monaten Training ging sie zu einer Alexander-Lehrerin. Nachdem sie über ihre Rückenschmerzen, die Diagnose des Arztes und das Trainingsprogramm gesprochen hatten, kamen Rebecca und die Lehrerin zu dem Schluß, daß sie ihren Körper während des Trainings falsch einsetzte, was zu zusätzlicher Belastung und verstärkten Rückenschmerzen führte. Rebecca fragte, ob sie das Kraft-Training abbrechen solle. Die Lehrerin entgegnete, das müsse sie selbst entscheiden. Wenn sie aber weitertrainierte, solle sie nicht zu hohe Gewichte auflegen, das Gesamtgewicht nur langsam erhöhen und jede Übung sofort abbrechen, die ihr Schmerzen bereitete. Außerdem solle sie sich im Fitneß-Studio im Spiegel beobachten, um zu überprüfen, was mit ihrem Körper geschähe, und um sicherzugehen, daß sie während der Übungen nicht die falschen Körperteile überlastete. Rebecca befolgte den Rat und änderte ihre Trainingsgewohnheiten. Ihr Hauptziel war jetzt nicht mehr Muskelzuwachs, sondern ein guter Körpereinsatz. Nach fünf Alexander-Stunden waren die Schmerzen stark zurückgegangen.

Rebecca ist Redakteurin bei einer führenden überregionalen Zeitschrift und verbringt einen Großteil des Tages am Schreibtisch. Nach dem halben Tag tut ihr der Rücken weh. Also konzentrierten sie und die Lehrerin sich auf die Frage, wie man richtig an einem Schreibtisch sitzt. Rebecca übte konsequent auch während der Arbeit weiter, so daß ihr nach und nach das Sitzen viel leichter fiel.

Rebecca ist eine Frau von großer Intelligenz und Vitalität, war aber völlig verspannt. Sie zog die Schultern fast bis zu den Ohren herauf und sprach oft noch schneller, als sie dachte. Mit der Zeit bewirkten die Alexander-Lektionen bei ihr eine Persönlichkeitsveränderung. Die Spannung in ihrem Gesicht löste sich, die Sorgenfalten zwischen den Augenbrauen verschwanden, und sie wurde lockerer und attraktiver. Der Redefluß verlangsamte sich, so daß sie besser zu verstehen war, und sie hob beim Sprechen das Wesentliche klarer hervor. Auch ihre Freunde und Kollegen bemerkten die Veränderung. Sie hatte kein bißchen von ihrer Dynamik verloren, sondern einfach gelernt, diese effektiver und konzentrierter einzusetzen.

Elaine

Elaine hörte in einer Radiosendung, in der ein Ehepaar über seine Erfahrungen berichtete, zum ersten Mal von der Technik. «Die beiden sagten, man könnte sich nach Belieben fast wie ein Stoffkasper fühlen und alle Spannung aus dem Körper abfließen lassen. Ich dachte: ‹Das klingt ja toll, das will ich auch.›» Doch damals hatte sie noch kleine Kinder, und es gab auch keinen Alexander-Lehrer in der Nähe. Zwanzig Jahre später waren die Kinder erwachsen, und sie zog nach New York. Weil sie Geld brauchte, nahm sie einen Job an, der sie kaum forderte. Sie erzählt:

Ich konnte nur schwer damit fertig werden, überhaupt nicht gefordert zu sein. Ich hatte das Gefühl, mich irgendwie aufzulösen. Da sagte meine Tochter: «Du redest doch immer von dieser Alexander-Technik» – irgendwie hatte ich sie die ganze Zeit im Hinterkopf gehabt –, «warum fängst du nicht einfach jetzt damit an? Dann hast du etwas, das dich beschäftigt.» Also nahm ich Stunden, zunächst eine, dann zwei in der Woche. Es war das Beste, was ich jemals für mich getan habe. Heute, mit 63, stehen mir mehr Möglichkeiten offen als vor zwanzig Jahren.

Über ihren Alexander-Lehrer sagt Elaine: «Noch nie hat mich jemand so berührt. Es fühlte sich an, als würde ich gar nicht berührt, sondern als sei ein Schmetterling auf mir gelandet.» Die Berührung eines jeden Lehrers ist anders – bei manchen leicht, bei anderen fester –, aber die «Qualität», von der Elaine spricht, diese zarte und niemals drängende oder schiebende Berührung, beherrscht jeder ausgebildete Alexander-Lehrer. «Nach den Stunden fühlte ich mich anders als je zuvor. Eine ungeheure Leichtigkeit durchströmte mich. Nach den Lektionen hatte ich sehr heiße Ohrläppchen, weil der ganze Körper besser durchblutet war. Das Blut schoß durch Hals und Kopf nach oben und drang in Regionen vor, die es bisher nie erreicht hatte. Ich war hingerissen. Es ist das erste im Leben, das ich ausschließlich für mich tue. Für eine Mutter und Hausfrau eine ganz neue Erfahrung.»

Jim

Jim, 37 Jahre alt, hörte durch einen Freund von der Alexander-Technik. 15 Jahre lang hatte er als professioneller Tänzer gearbeitet, dann aber, vor zwei Jahren, das Tanzen wegen einer Verletzung aufgegeben. Studiert hatte er Modern Dance, doch getanzt hatte er vor allem in Ballett-Ensembles. Schon einige Jahre früher hatte er sich beim Tanzen den linken großen Zeh verletzt, aber trotzdem weitergetanzt. Der Zeh schwoll beträchtlich an, was zu Verspannungen im gesamten linken Fuß führte und seine Beweglichkeit einschränkte. Er hatte es mit mehreren Therapien versucht, die auch die Schmerzen bis zu einem gewissen Grad gemildert hatten.

Viele Menschen glauben, daß Tänzer ihre Körper optimal beherrschen, da sie sie ja beruflich einsetzen. Das ist aber keineswegs immer der Fall. Tänzer sind da wie alle anderen Menschen auch: Manche gebrauchen ihren Körper richtig, andere nicht. Oft spannen sie den Körper schrecklich an, um die Positionen einzunehmen, die man ihnen im Rahmen der Choreographie abverlangt. Auf der Bühne sind sie noch fähig, sich vorschriftsmäßig zu bewegen, hinter den Kulissen aber bricht die Fassade zusammen, und sie lassen sich gehen – falls sie nicht weiter unter Aufbietung aller Energie Haltung bewahren. Jim gehörte zu denen, die ihre Haltung durch extreme Anspannung bewahren. Er zog den Brustkorb hoch, warf die Schultern zurück und drückte die Rippen nach vorn, wodurch er ein Hohlkreuz bekam und die Beine sich verkrampften. Die Verspannungen in den Beinen verschlimmerten seine Fußbeschwerden. Bis ihn sein Alexander-Lehrer darauf hinwies, war er sich dieser Vorgänge in seinem Körper nicht bewußt. Er war eifrig bei der Sache und arbeitete zwischen den Lektionen intensiv an sich. Mit der Zeit stellte er fest, daß seine Bewegungsmuster sich deutlich zum Positiven hin verändert hatten und der linke Fuß wesentlich biegsamer geworden war. Die Alexander-Technik half Jim, seinen Körper zu befreien und sich völlig anders zu bewegen.

Jim arbeitet heute als Trainingsleiter und gibt auch Einzelstunden. Nachdem er weiter an sich selbst gearbeitet hatte, integrierte er das Alexander-Konzept auch in seine Kurse, um sicherzustellen, daß sich seine Schüler während des Trainings nicht überanstrengten. Daraufhin erzielten sie zu ihrer Freude mit weniger Mühe bessere Resultate.

Dan

Dan fühlte sich sehr unwohl in seinem Körper, war steif und verspannt. Daß er schlechte Haltungsgewohnheiten hatte, wußte er, nicht aber, wie er sie verändern sollte. Eine Zeitlang machte er vier- oder fünfmal in der Woche Yoga, verletzte sich dabei jedoch immer wieder durch Überdehnung. Dann arbeitete er zwei Tage pro Woche mit einem persönlichen Fitneß-Trainer – nur um bald erneut mit Überdehnungsproblemen zu kämpfen. Kopf, Hals und Schultern schienen bei ihm wie zusammengeleimt. Eines Tages legte er sich, wie gewohnt, auf die Matte, um eine seiner Übungen auszuführen. Als er fertig war, konnte er plötzlich nicht mehr aufstehen. Er hatte zwei Wirbel so weit hinausgepreßt, daß sie nicht von allein zurückrutschten. Ein Chiropraktiker brachte die Sache wieder in Ordnung; da Dans Bewegungsgewohnheiten aber weiter schlecht blieben, mußte er sich immer wieder die Wirbelsäule korrigieren lassen. Bei seiner Arbeit als Buchhalter hing Dan den ganzen Tag über dem Schreibtisch. «Ich hatte das Gefühl, in meinem Körper gefangen zu sein – ich befand mich in der Mitte eines langen Tunnels und konnte nicht hinaus. Was mich festhielt, waren meine Gewohnheiten, und ich sah keinen Ausweg aus dem Teufelskreis.»

Dann empfahl ihm eine Freundin die Alexander-Technik, und da seine Beschwerden ernst waren, beschloß Dan, drei Stunden pro Woche zu nehmen. Schon bald mußte er nicht mehr zum Chiropraktiker. «Mir wurde klar, daß ich das nicht mehr brauchte. Ich war schon vorher sauer gewesen, daß ich ständig dahin mußte. Mittags ließ ich mich von ihm zurechtrücken, eine Stunde später im Büro war ich schon wieder völlig in mich zusammengesackt, und abends war klar, daß alles genauso schlimm war wie vorher. Der Chiropraktiker hat meine Wirbelsäule viel zu plötzlich gedehnt, ich fühlte mich schutzlos und verletzlich. Ich bekam Angst, weil die Korrektur so schnell ging. Die Arbeit mit der Alexander-Lehrerin ist ganz anders; sie treibt mich zwar ständig voran und ermutigt mich, drängt mich aber nie weiter, als ich verkraften kann.»

Schließlich konnte Dan ziemlich lange schmerzfrei am Schreibtisch sitzen, wenn er sich vergegenwärtigte, daß er selbst für seine Schmerzen verantwortlich war, und sich Zeit nahm, die Alexander-Technik anzuwenden. Heute ist er völlig beschwerdefrei. «Die Technik lehrte mich, meinem Körper zu vertrauen, statt ihn zu fürchten. Ich dachte immer, ich wäre spröde und zerbrechlich. Die Technik hat mir Kraft gegeben. Ich bin fast fünf Zentimeter gewachsen. Heute betrachte ich mich im Spiegel und finde mich fast athletisch im Vergleich zu früher. Wahnsinnig, wie ich mich verändert habe!»

Jane

Die 33jährige Rechtsanwältin Jane erfuhr von der Alexander-Technik durch eine Freundin, die selbst nach einer Rückenoperation zwei Stunden pro Woche genommen hatte, und zwar mit großem Erfolg. Neun Jahre zuvor hatte Jane einen schweren Ischiasanfall im linken Bein gehabt und auf ärztliche Anweisung drei Monate im Bett verbracht. Doch auch danach hatte sie noch weitere eineinhalb Jahre Beschwerden. Oft mußte sie sich hinlegen, damit die Schmerzen nicht zu stark wurden. Schließlich hatte der Arzt gesagt, ihr Rücken und Nacken seien chronisch verkrampft. Wieder empfahl er drei Wochen Bettruhe. Als Jane das erste Mal zum Unterricht kam, konnte sie sich nur unter Schwierigkeiten bewegen, nicht allein wegen der Schmerzen, sondern auch weil die Muskeln durch das lange Liegen geschwächt waren.

Jane machte langsame, aber stetige Fortschritte. Da ihr am Anfang jede Bewegung schwerfiel, ließ der Lehrer sie zunächst nur einfache Sitz- und Stehübungen ausführen. Stück für Stück lösten sich die Verspannungen in Janes Nacken und Rücken. Ihr Kopf ließ sich nur schwer zur Seite drehen, weil die Halsmuskulatur so verspannt war. Mit der Zeit aber konnte sie diese und viele andere Bewegungen immer leichter ausführen. Anfangs kam sie mit einer Halsmanschette zum Unterricht, weil das Fahren auf den holprigen New Yorker Straßen die Wirbel so belastete. Schließlich brauchte sie auch die Manschette nicht mehr.

Nach ein paar Monaten Unterricht konnte Jane sich entspannen und das Ganze mehr genießen. Chronische Schmerzen machen oft furchtsam und übervorsichtig. Jane war zunehmend in der Lage, loszulassen und in den Alexander-Stunden neue Bewegungen auszuprobieren. Bald übertrug sie die neugewonnene Freiheit auch auf das Leben außerhalb des Unterrichts. Sie wirkte größer und lockerer und bewegte sich mit neuer Leichtigkeit. Als Jane die schwierigste Phase hinter sich hatte, konnte sich der Lehrer mehr darauf konzentrieren, ihr die Anwendung der Alexander-Technik im Alltag beizubringen.

Katherine

Angefangen hatte es mit einem Unfall. Die darauf folgenden drei Jahre hatte Katherine mit einem Bandscheibenleiden zu kämpfen, das sich ständig verschlimmerte. Schließlich lag sie fast nur noch im Bett. Nach fünf Monaten Bettruhe wurde sie depressiv und bekam Angst, daß sie im Rollstuhl enden würde, falls sich ihr Zustand weiter verschlechterte. Gegen die starken Schmerzen nahm sie Tabletten en masse. In zwei Wochen sollte sie an der Wirbelsäule operiert werden. Katherine:

Da hörte ich auf einem Kindergeburtstag von der Alexander-Technik – kurz vor dem Operationstermin. Jemand hat mir von der Methode erzählt, und ich dachte: «Ist ja lächerlich, das glaub ich nicht.» Dann aber machte etwas in mir klick, und ich dachte: «Warum soll ich's eigentlich nicht versuchen?» Ich ging hin und nahm Unterricht. Mir war sofort klar, daß ich durch diese Arbeit die Chance hatte, mir selbst zu helfen. Die Technik hat mir gezeigt, daß ich selbst Verantwortung für meine Heilung und mein Wohlbefinden übernehmen kann. Ich hatte viel getanzt und Sport gemacht. Jetzt wurde mir klar, daß ich diese Aktivitäten so betrieben hatte, daß mein Zustand schlimmer und die Schmerzen stärker geworden waren. Es war eine sehr befreiende Erfahrung zu begreifen, daß ich die Kontrolle über das, was aus mir wurde, irgendwie selbst übernehmen konnte.

Gleich in der ersten Stunde erlebte Katherine – zum ersten Mal seit Monaten – ein paar Augenblicke der Schmerzfreiheit, doch hielt dieser Zustand nicht an. Sie beschloß, dreimal in der Woche zum Unterricht zu gehen. Nach zwei Monaten fühlte sie sich wesentlich besser. «Damals war ‹Alexander› das einzige in meinem Leben, wonach ich mich ein bißchen weniger depressiv fühlte. Ich hatte das Gefühl, etwas zu tun.» Die Operation erübrigte sich. Für Katherine war die Technik zugleich Wachstumsprozeß und aufregende Reise. Sie hatte erkannt, daß ihr im Leben verschiedene Möglichkeiten offenstehen, und fühlte sich von diesem Zeitpunkt an wesentlich freier.

Mimi

Die 22jährige Schauspielerin und Sängerin Mimi erfuhr vom Alexander-Unterricht durch ihre Gesangslehrerin, die beobachtet hatte, wie verspannt Mimis Körper war. Diese Anspannung beeinträchtigte den Klang der Stimme – die Kehle wurde eng, und Rippen und Zwerchfell wurden zusammengedrückt, so daß die Atmung behindert war. Nachdem die Gesangslehrerin vergeblich versucht hatte, selbst etwas gegen Mimis Verspannungen zu tun, beschloß sie, ihre Schülerin zu einem Alexander-Lehrer zu schicken.

Der Alexander-Lehrer sah sofort, daß Mimis Rücken ziemlich krumm war und daß sie ein Hohlkreuz hatte, obwohl sie über keine Schmerzen oder Beschwerden klagte. Außerdem war ein Bein durch Muskelverspannungen verzogen (es lag also kein strukturelles Problem vor). Da ihre sensorische Wahrnehmung unzuverlässig war, meinte Mimi zunächst, der Alexander-Lehrer würde sie nur noch schiefer machen, obwohl er ihr eigentlich zu einer aufrechteren Haltung verhalf. Schon nach wenigen Monaten bemerkte die Gesangslehrerin, daß sich Mimis Haltung im Stehen und ihr Gesang enorm verbessert hatten. Sie spannte beim Singen Nacken und Schultern weit weniger als vorher an, so daß die Stimme viel leichter kam. Die Gesangslehrerin war so beeindruckt, daß sie die Alexander-Technik auch mehreren anderen Schülern empfahl.

Brian

Der 67jährige Brian ist Sozialarbeiter und wurde von seinem Arzt zum Alexander-Unterricht überwiesen. Er hatte eine umfangreiche medizinische Vorgeschichte: Das rechte Bein verursachte beim Gehen starke Schmerzen, und er wußte nicht, warum. Physiotherapie brachte ebensowenig Linderung wie Akupunktur; außerdem hatte er zwei Laminektomien (eine Wirbelsäulenoperation, bei der ein Teil des Wirbels und der Dornfortsatz entfernt werden) und zwei Schlaganfälle hinter sich. Früher war er körperlich sehr aktiv gewesen, jetzt aber konnte er wegen der Schmerzen im Bein nur noch wenig Sport treiben. Beim Wandern, seiner Lieblingsfreizeitbeschäftigung, war er in letzter Zeit oft gestürzt.

Brian sagte seinem Lehrer unverblümt, er hätte noch nie von der Alexander-Methode gehört und sei sehr skeptisch. Während der ersten Lektion war er etwas störrisch, aber der Lehrer ließ nicht locker und versuchte, Brian die Sache mit Humor näherzubringen. Am Ende der Stunde spürte Brian zwar noch einen gewissen Schmerz, hatte aber mit Hilfe des Lehrers zum ersten Mal seit mehreren Jahren gehen können, ohne zu humpeln. Brian sagte: «Ich habe keine Ahnung, was Sie mit mir gemacht haben, und ich bin immer noch skeptisch, aber ich würde gern wiederkommen.» In der zweiten Stunde leistete er schon weit weniger Widerstand, und mit der Zeit wurde er immer aufgeschlossener. Sein Gang wurde gleichmäßiger und weniger ruckhaft. Nach ein paar Monaten waren die Schmerzen deutlich zurückgegangen. Beim Wandern stürzte er nach wie vor gelegentlich, aber seine Haltung war wesentlich aufrechter und lockerer, und seine Bewegungen waren weniger verkrampft.

June

Als June zum ersten Mal von der Alexander-Technik hörte, lebte und arbeitete sie als Physiotherapeutin in Florida. Ihre New Yorker Cousine studierte an der Juilliard School und hatte mit schrecklichen Rückenschmerzen zu kämpfen. June versuchte, ihr von Florida aus zu helfen, indem sie sie zu einer Reihe berühmter Ärzte schickte, die aber alle nichts gegen die Beschwerden ausrichten konnten. Eines Tages rief die Cousine bei June an und erzählte, Freunde von der Juilliard School hätten ihr geraten, zu einem Alexander-Lehrer zu gehen, was June davon hielte. Sie erzählt:

Ich sagte, ich hätte davon keine Ahnung, wäre aber neugierig, mehr darüber zu erfahren. Ich rief die Alexander-Lehrerin an und ließ mir die Technik erklären. Es hörte sich interessant an. Ich sagte meiner Cousine, sie sollte ruhig hingehen, es würde ihr bestimmt nicht schaden. Nach zwei Wochen Unterricht saß sie schmerzfrei am Klavier. Und das, nachdem sie vier Monate lang starke Schmerzen gehabt hatte. Ich verabredete mich mit der Lehrerin und flog nach New York, um selbst eine Stunde zu nehmen und bei einer weiteren zu hospitieren. Da ging mir ein Licht auf; das war das fehlende Stück im Puzzle. Als Physiotherapeutin hatte ich es mit Hilfe meiner Hände immer geschafft, daß die Patienten sich nach der Behandlung besser fühlten, aber die Besserung war nie von Dauer. Mit Hilfe der Alexander-Technik kann man nach erfolgter Heilung *gesund bleiben.* Ein paar Monate später nahm ich in Florida an einem Intensivkurs in Alexander-Technik teil. Ich war so begeistert, daß ich in Florida Kurse für Alexander-Lehrer arrangierte und ihnen Patienten verschaffte, damit ich selbst noch mehr lernen konnte. Etwa alle sechs Monate flog ich nach New York, um weitere Stunden zu nehmen.

June hält die Alexander-Technik für eine Methode, die in Medizinerkreisen einen größeren Bekanntheitsgrad verdient hätte. Sie erklärte uns, die Weltgesundheitsorganisation betrachte Schmerz als eines der gesundheitlichen Hauptprobleme in der heutigen Zeit. Die Alexander-Methode eigne sich ausgezeichnet für die Behandlung von Rükkenschmerzen und muskuloskeletalen Beschwerden.

Ken

Der Schauspieler Ken, 30 Jahre alt, war ein besonders begeisterter Schüler. Als wir ihn kennenlernten, arbeitete er als Geschäftsführer eines Antiquitätengeschäfts. Körperlich war er durchtrainiert und besaß jede Menge Energie. Beim Einsatz dieser Energie aber verspannte er sich regelmäßig. Ken war hyperaktiv – er sprach sehr laut und schnell und mit gepreßter Stimme. Der Leiter des Schauspielstudios, in dem Ken Unterricht nahm, empfahl ihm, es mal mit ein paar Alexander-Stunden zu versuchen.

Dabei wurde Ken bewußt, wieviel überflüssige Spannung er produzierte. Er lernte rasch, die Spannung loszulassen. Er konnte sich so gut entspannen, daß er fast einschlief, wenn er während der Alexander-Stunde auf dem Tisch lag! Am Schluß der Stunde sprach er plötzlich mit normaler Stimme – weniger gepreßt und mit mehr Resonanz. Auch die Bewegungen waren weniger verkrampft und ruckartig.

Nach einigen Monaten machten sich die Veränderungen auch in seinem Alltag bemerkbar, er trat lockerer auf und sprach freier. Mehr und mehr lösten sich die Spannungen, und seine Persönlichkeit veränderte sich deutlich. Er wirkte offener, selbstbewußter und weniger hektisch.

Henry

Henry war Schriftsteller und litt unter Rückenschmerzen. Sein Rükken war chronisch verspannt, die Muskeln verkrampft. Er hatte alles versucht – Chiropraktik, Physiotherapie, Shiatsu etc. – ohne merklichen Erfolg. Seine Schmerzen waren so groß, daß er sich niemals wohl fühlte und kaum noch stillsitzen konnte. Ein Erlebnis erinnert Henry besonders gut:

> Es war bei der Generalprobe für *Phantom of the Opera* kurz vor der Broadwaypremiere. Karten waren schwer zu kriegen, und das Publikum war besonders hochgestochen. Mir ging es körperlich sehr schlecht, deshalb konnte ich nicht stillsitzen. Ich

knackte mit den Halswirbeln, räkelte mich und rutschte etwa alle 30 Sekunden hin und her. Da lehnte sich der Mann hinter mir vor und sagte: «Können Sie nicht stillsitzen?» Ich war von meinen Beschwerden so genervt, daß ich sagte: «Ich habe eine Wirbelfraktur und muß mich bewegen.» – «Das ist Ihr Problem», entgegnete er. Solche Situationen erlebte ich damals ständig. Es war entsetzlich.

Dann wurden Henrys rechte Hand und sein rechter Arm gelegentlich gefühllos – insbesondere wenn er längere Zeit geschrieben hatte. Besorgt, daß ein ernster Schaden vorliegen könnte, ließ er sich von einem Neurologen durchchecken. Der Arzt sagte Henry, sein Rücken sei chronisch verkrampft und empfahl ihm die Alexander-Technik. Henrys Erfahrungen:

Gleich von der ersten Stunde an begann mein Rücken sich zu entspannen, weil ich bewußt etwas tun mußte, um mir selbst zu helfen. Mir wurde sofort klar, daß ich die Rückenschmerzen nicht für den Rest meines Lebens würde ertragen müssen, ich wußte, daß ich mir selbst würde helfen können. Bisher hatte ich gemeint, ich würde immer mit dem Rücken Ärger haben und es würde nie besser werden, höchstens an manchen Tagen etwas weniger weh tun als an anderen. Nach der ersten Stunde war ich gleich erheblich besserer Laune. Bald wußte ich, daß ich in Zukunft nicht mehr dem nächsten Tag entgegenbangen würde. Menschen, die mich eine Zeitlang nicht gesehen hatten, waren von meinem veränderten Auftreten überrascht. Zunächst begriffen sie nicht, was sich verändert hatte, bis sie zum Beispiel beim Essen bemerkten, daß ich nicht mehr die ganze Zeit wie ein Schlangenmensch auf meinem Stuhl hin und her rutschte, um den Rücken zu entlasten. Auch mein Verhalten hat sich verändert. Ich bin heute in jeder Hinsicht weit entspannter und lockerer. Manchmal verkrampfe ich wieder, aber jetzt weiß ich, was dagegen zu tun ist.

Michael

Michael war ein erfolgreicher Schauspieler und kam zur Alexander-Technik, weil er sich ganz allgemein unwohl und angespannt fühlte. Er hatte bereits große Fortschritte gemacht und konnte seine Spannungen immer besser loslassen, da erhielt er eine Rolle, in der er das ganze Stück hindurch Wut zeigen mußte. All die Jahre in seinem Beruf hatte er niemals Stimmprobleme gehabt, jetzt aber verlor er bei jeder Vorstellung die Stimme, obwohl das Stück erst ein paar Wochen lief.

Eines Tages kam er ohne Stimme zur Alexander-Stunde. Gerade vorher hatte er sich maßlos geärgert, ohne jedoch seiner Wut Ausdruck verleihen zu können. Sofort war ihm und dem Lehrer klar, daß die unterdrückte Wut die Ursache für seinen Stimmverlust war. Während der Lektion löste sich die Verspannung, die seine Stimme blokkierte, auf, und wir überlegten, wie er in Zukunft mit dieser Reaktion auf Wut umgehen sollte. Er erkannte, daß er als Kind seinen Zorn nie hatte ausdrücken dürfen. Seitdem reagierte er auf Wut, indem er die Kehle zusammenpreßte und die natürliche Freiheit seines Stimm-Mechanismus blockierte. Dieses «antrainierte» Reaktionsmuster auf Wut brachte er jeden Abend mit auf die Bühne. Schon eine Woche später konnte er dank dieser Erkenntnis die Wut-Reaktion seines Körpers ändern und die Verärgerung der Figur aus dem Theaterstück darstellen, ohne sich selbst Schaden zuzufügen.

Bud

Nach einem Bandscheibenvorfall hatte man Bud am Rücken operiert. Sein Orthopäde sagte ihm, der Rücken sei «instabil», könnte also bei Überbelastung immer wieder «rausrutschen». Nach der Operation entwickelte sich eine Entzündung der mittleren Rückenmarkshülle, die ständig Schmerzen verursachte. Die Beine wurden taub und kribbelten, und Bud konnte nur noch schlecht gehen. Er hatte es mit diversen Medikamenten, Physiotherapie, Biofeedback und Selbsthypnose versucht. Eines der Medikamente wirkte hervorragend gegen die Schmerzen, machte ihn aber so schläfrig, daß er kein normales Leben mehr führen konnte. In der Schmerzklinik setzte man ihm verschiedene Nervenblocks (das heißt, man unterbrach kurzfristig die Reizleitung). Dabei wurde versehentlich das Rückenmark verletzt, woraufhin Bud zwei Wochen unter schrecklichen Schmerzen ans Bett gefesselt war. Sobald er aufstand, verkrampfte sich der ganze obere Rückenbereich. Da schickte ihn der Arzt zum Alexander-Unterricht.

Mit Hilfe der Alexander-Technik konnte er sich von den Krämpfen im oberen Rückenbereich zu neunzig Prozent befreien. Die Beschwerden im Lendenwirbelbereich und in den Schultern ließen nicht so rasch nach. Die Lehrerin entwickelte zusammen mit Bud ein tägliches Programm aus den im zweiten Teil dieses Buches vorgestellten Leibowitz-Übungen. Da sein Rücken instabil ist, wird Bud wahrscheinlich nie ganz schmerzfrei leben können, kennt aber jetzt immerhin ein Mittel, um die Schmerzen zu lindern. Neulich rutschte ihm ein Wirbel heraus, nachdem er den ganzen Tag Laub geharkt hatte. Daraufhin machte er seine Alexander-Übungen, blieb zwei Wochenenden lang im Bett und überwand so die Krise allein. (Früher mußte er nach einem Anfall regelmäßig drei Wochen das Bett hüten.) Bill meint, die Alexander-Technik sollte zum Repertoire jeder Schmerzbehandlung im Krankenhaus gehören, damit Genesende lernen können, ihren Körper im Alltag richtig zu gebrauchen. Auf diese Weise würden vielen Menschen Schmerzen erspart, und viele Patienten könnten Rückfälle vermeiden.

Helene

Helene hatte einen Gesangswettbewerb gewonnen. Nur zögernd nahm sie den Preis an: einen Soloauftritt in der Avery Fisher Hall mit Orchesterbegleitung. Beim Konzert stand sie als erste auf dem Programm. Ihr war gar nicht klar, wie wichtig dieser Abend für sie war und wie nervös sie war – obwohl alles lauschend dasaß, was in der Musikwelt Rang und Namen hatte. In der Mitte ihrer Arie spielte das Orchester fünf Takte allein… Helene erinnert sich:

Ich dachte: «Bis jetzt gar nicht so schlecht.» Ich hatte weder das Orchester noch das Publikum angeschaut, sondern den Blick fest auf den Dirigenten geheftet. Dann aber schaute ich doch ins Publikum. Genau in diesem Moment kam vom Orchester ein ungeheures Crescendo, an das ich mich von den Proben her gar nicht erinnern konnte, obwohl sie es da sicher auch schon gespielt hatten. Mir war plötzlich, als habe mir jemand mit voller Wucht einen Handkantenschlag in den Nacken versetzt. Die Knie gaben nach, ich konnte kaum atmen und dachte, ich würde gleich zusammenbrechen. Ich weiß noch, wie mir durch den Kopf ging: «Wenn ich nur stehenbleibe, kann ich auch weitersingen.» Ich kam gar nicht auf die Idee, daß ich vielleicht nicht weitersingen könnte. Ich suchte nach etwas zum Festhalten. Ich drehte mich um zum Dirigentenpult, um mich darauf zu stützen. Doch ich konnte die Beine nicht bewegen. Von da an lief alles wie in Zeitlupe ab. Es war, wie wenn man von der falschen Seite her durchs Fernglas schaut – alles verzerrt. Meine Augen wanderten zurück zum Publikum. Es schien kilometerweit entfernt. Dann erinnere ich mich noch, wie jemand mich packte. Als nächstes wachte ich hinter der Bühne auf. Ein Arzt fragte mich, ob ich schwanger sei, und der Veranstalter des Konzerts hielt mir die Hand und sagte: «Keine Sorge, das wird eine schöne Geschichte für Ihre Memoiren.» Ich wußte nicht, was geschehen war.

Mir wurde klar, daß es unwichtig ist, wie gut ich singe, wenn ich nicht auch im Konzertsaal bestehe. Dann hätte ich das Gesangsstudium genausogut bleiben lassen können. Ich war total in Panik. Es war das Schlimmste, was ich je erlebt habe; ich war buchstäblich von Angst überwältigt.

Am Morgen nach dem Konzert mußte sie auf Tournee gehen. Sie überstand diese Tournee nur, indem sie sich ständig sagte, daß das denkbar Schlimmste bereits passiert war und sich wahrscheinlich nicht so bald wiederholen würde. Sofort nach Beendigung der Tournee rief sie eine Alexander-Lehrerin an, die ihr jemand empfohlen hatte. Intensive Arbeit mit der Alexander-Technik ließ ihr Problem restlos verschwinden. Auf die Frage, wie die Alexander-Technik sie verändert hätte, antwortete sie: «Ich habe mich nicht verändert, es war eine Metamorphose. Oberflächlich sah es so aus wie eine Veränderung, aber eigentlich war es ein Potential, das immer da war, mir nur bisher nicht zur Verfügung stand. Meine Befürchtungen, Ängste und Minderwertigkeitskomplexe hielten mich davon ab, meine natürlichen Ressourcen anzuzapfen. Durch die Alexander-Technik hat sich das geändert.» Auch ihr Privatleben blieb nicht unbeeinflußt:

Mein ganzes Leben ist jetzt vollkommen anders. Meine Beziehungen sind tiefer und reicher, alles, was ich tue, ist vernünftiger und intelligenter und entspricht viel mehr meinem Wesen und dem Wesen der anderen. Ich verlange von anderen nichts, was sie nicht geben können, und klammere mich nicht sinnlos an Menschen und Dinge. Die Alexander-Technik ist das Wichtigste, was ich je im Leben gemacht habe. Wenn ich noch einmal anfangen und mir ein «Werkzeug fürs Leben» aussuchen könnte, würde ich die Alexander-Technik wählen.

Warum der Körper mit Verspannungen reagiert

Während des Heranwachsens entwickeln wir alle ein Repertoire festgelegter Bewegungsabläufe für bestimmte Situationen. Wie wir gehen, uns bücken, sitzen, atmen, nach etwas greifen, sprechen, uns kämmen, Auto fahren oder eine Kiste hochheben, ist größtenteils unbewußt determiniert. Es handelt sich um reflexartige Reaktionen, über die wir wenig oder gar nicht nachdenken. Müßten wir bei jeder solchen Bewegung bewußt die zahllosen daran beteiligten neuromuskulären Reaktionen koordinieren, würden wir im Laufe des Tages kaum übers Frühstück hinauskommen. Wenn diese Gewohnheiten aber auf ineffizientem Gebrauch unseres Körpers basieren, kann das gewohnheitsmäßige und reflexhafte Verhalten, das unser Leben im Prinzip einfacher macht, auch viele Probleme verursachen: übermäßige Anspannung, extreme Erschöpfung, ineffiziente Muskelkoordination, schlechte Haltung und Rückenschmerzen.

Diese Reaktionen werden von Geburt an (oder vielleicht auch schon vorher) einprogrammiert. Wenn ein Baby ohne körperliche Mißbildungen geboren wird, sind seine Muskeln normalerweise auf optimale Entwicklung und Koordination ausgerichtet – jedenfalls, wenn man ihm gestattet, sich in seinem eigenen Tempo zu entwickeln. Doch das Kleinkind kann in Situationen geraten, die auf das muskuloskeletale System übermäßigen Streß ausüben, bevor es fähig ist, die Belastung zu verkraften. Daraus können sich Unausgewogenheiten zwischen verschiedenen Muskeln und Muskelgruppen entwikkeln. Diese wiederum führen zu Verzerrungen des Körpers und angestrengten Bewegungen. Wenn man zum Beispiel ein Baby sitzen läßt, bevor die Nackenmuskulatur kräftig genug ist, das Gewicht des Kopfes zu tragen, überlastet man den ganzen Körper. Wenn man das Baby in einen Tragesack oder Buggy legt, in denen der Rücken ständig in eine runde Position gedrängt wird, kann man Schaden anrichten. Die Muskulatur wird sich der Situation anpassen, und die in der Kindheit eingeübten Gewohnheiten bleiben uns fürs Leben.

Kleinkinder bewegen sich normalerweise sehr geschmeidig. Wer genau beobachtet, sieht, wie sie Gegenstände eher zum Gesicht hochheben, anstatt sich zu ihnen herabzubeugen, wie sie in die Hocke gehen, um etwas vom Boden aufzuheben, wie sie die Hand ausstrecken, um nach etwas zu greifen, das sie interessiert. Diese natürlichen, fließenden Bewegungen sollten sie eigentlich ihr Leben lang beibehalten. Doch schon Kleinkinder fangen an, ineffiziente Gewohnheiten aufzubauen. Am häufigsten verbreitet ist das Zusammensacken im Sitzen. Noch verschlimmert wird dieses Übel durch die Stunden, die die Kinder hingelümmelt vor dem Fernseher verbringen.

Kinder machen alles nach. Sie kopieren das Verhalten ihrer Umgebung und übernehmen sowohl die körperlichen als auch die psychologischen Einstellungen und Streßmuster der Erwachsenen. Die Bewegungs- und Denkgewohnheiten, die sie entwickeln, können effizient, koordiniert und frei von übermäßiger Anspannung sein – oder auch nicht. Diese körperlichen Bewegungs-, Denk- und Lernmuster sind die Bausteine, auf denen jede zukünftige Entwicklung basiert.

Diese Haltungen, Streßmuster und Bewegungsgewohnheiten bringen die Kinder mit in die Schule. Dort müssen sie viele Stunden am Pult sitzen und Fertigkeiten wie etwa Schreiben lernen, das eine feinmotorische Koordination erfordert, die manche Kinder im Alter von sechs Jahren noch nicht haben. Vor allem aber gilt es, in der Schule brav zu sein und die richtige Antwort zu wissen. Oft wird auf ein bereits überlastetes Kind zusätzlicher Streß ausgeübt, was die körperlichen Verzerrungen womöglich verstärkt.

An jedes neue Schulfach (zum Beispiel Tanzen, Sport, Musik) geht das Kind mit denselben Einstellungen und Vorbelastungen heran. Körperlicher und emotionaler Streß, Anforderungen der Gesellschaft, Nachahmung und bestimmte Denkmuster – das sind die wesentlichen Elemente, die zu ineffizienten, habituellen Bewegungsmustern führen können. Die Folge sind Verspannungen, Schmerzen und Verzerrungen des muskuloskeletalen Systems.

Im Jugendalter ist das oberste Ziel, «cool» zu wirken. Manche Teenager kultivieren betont legere Haltungs- und Bewegungsmuster, weil das die allgemein akzeptierte Körpersprache ihrer Altersgruppe ist. Durch die gefühlsmäßigen Turbulenzen, die über die meisten Jugendlichen in dieser Periode hereinbrechen, wird dieses Muster noch verstärkt. Die in Kindheit und Jugend gelernten schlechten Bewegungsgewohnheiten bleiben bis ins Erwachsenenalter erhalten.

Neben Bewegungsgewohnheiten beeinflussen viele andere Streßfaktoren die seelisch-körperliche Entwicklung. Da Geist und Körper interagieren, spielen auch emotionale und psychische Faktoren eine Rolle und können den Körper buchstäblich «formen». Jeder Mensch hat ein Selbstbild, das ihm von Familie, Freunden und Gesellschaft aufoktroyiert wird oder das er sich selbst zimmert. Das Selbstbild eines unsicheren und schüchternen Menschen wird sich in der Art und Weise widerspiegeln, wie er seinen Körper gebraucht. Bei manchen Menschen ist die Last, die auf ihren Schultern liegt, fast greifbar. Dank der Alexander-Technik sind heute viele Menschen gelassener und spüren, daß sie mehr Kontrolle über sich haben. Die Technik befreit sie nicht von ihren emotionalen Schwierigkeiten, verändert aber ihre Reaktion darauf.

Aber nicht nur psychische Probleme, auch schwere Krankheiten oder Verletzungen können dazu führen, daß der Körper sich auf negative Weise anpaßt. Schmerz zum Beispiel veranlaßt die Betroffenen häufig, den Atem anzuhalten – was den Schmerz aber nur noch schlimmer macht. Nach einem Beinbruch muß der Patient beim Gehen Gipsverband und Krücken kompensieren. Dadurch können Bewegungsgewohnheiten entstehen, die auch beibehalten werden, wenn die Krücken längst beiseite gelegt sind. Die eigentliche Verletzung ist abgeheilt, das leichte Hinken aber bleibt.

Die geistigen und körperlichen Muster, die sich im Laufe der Jahre aufgebaut haben, können durch Umerziehung verändert werden. Die Alexander-Technik ist eine Methode, mit deren Hilfe wir unsere unbewußten Gewohnheiten erkennen können, und sie gibt uns die Mittel an die Hand, diese Gewohnheiten zu ändern.

Geistige Einstellung und sensorische Bewußtheit

Alexander war davon überzeugt, daß Lernen ohne «korrekte geistige Einstellung» (so seine Worte) nicht möglich ist. Das klingt für uns heute vielleicht etwas nach überkommener Moral, aber wir sind immer noch der Meinung, daß eine gute geistige Einstellung unerläßlich ist, um spürbare Veränderungen zu bewirken. Eine gute geistige Einstellung bedeutet in unseren Augen Offenheit für neue Ideen und Konzepte, sowie die innere Freiheit, die man braucht, um neue Informationen über sich selbst zu empfangen und sich, falls nötig, zu ändern. Dabei muß man sich entscheiden, die Verantwortung für alles Neue zu übernehmen, was man über seinen Körper und seine Denkmuster erfährt – über die Bewegungen und Funktionen des Körpers, über die Auswirkungen von Glaubenssystemen und Selbstbildern auf die Art und Weise, wie man funktioniert. Für dieses Lernen muß man zunächst die habituellen zielorientierten Muster aufgeben. Nur wenn wir innehalten und eine neue Handlungsmöglichkeit in Erwägung ziehen, haben wir wirklich die Freiheit, noch einmal zu wählen. Wenn wir das aber tun, dann können wir aufregende neue Dinge über uns selbst lernen.

Im Deutschen kann der Begriff «Haltung» sowohl *posture* (Körperhaltung) wie *attitude* (Geisteshaltung, Einstellung) bedeuten. Auch im Englischen ist die erste Bedeutung des Wortes *attitude* Position oder Körperhaltung, die zweite Bedeutung Stimmung oder Gefühl. Die Geisteshaltung eines Menschen spiegelt sich in der Art und Weise, wie er seinen Körper bewegt, wider. Wenn man sich für geistige Offenheit entscheidet, die Wahl trifft, «erst mal abzuwarten und zu sehen, was geschieht», wird auch der Körper dadurch wohltuend beeinflußt. Einer unserer Studenten hat einmal im Scherz gesagt: «Wer sich mit der Alexander-Technik beschäftigt, sollte erst mal jeden festen Standpunkt aufgeben.» Alte Ideen aufgeben und offen sein für neue, macht Lernen möglich. Nur keine Panik, wenn Sie wollen, können Sie jederzeit zu Ihren alten Gewohnheiten zurückkehren!

Wir haben Angst vor der Zukunft, und feste Vorstellungen, wie wir damit umgehen sollten. So wird der Geist starr, wodurch wiederum ein effizientes Funktionieren des Körpers verhindert wird. Geistige Blockaden erzeugen überflüssige Spannung im Körper. In gewissem Sinne stellen wir Ideen und geistige Einstellungen durch den Körper dar. Mit diesem Gedanken befassen sich viele Bücher über Körpersprache, allerdings meist in stark vereinfachender Form. Wenn eine Frau mit übereinandergeschlagenen Beinen oder verschränkten Armen dasitzt, muß das keineswegs heißen, daß sie sich in Abwehrhaltung befindet, wie diese Bücher manchmal unterstellen; vielleicht imitiert sie nur gesellschaftlich akzeptierte Haltungen. Ein Mensch kann durchaus offen sein und alle möglichen Positionen einnehmen, wenn er dabei in seinem Wesen frei bleibt. Unserer Erfahrung nach sind geistige und körperliche Spannungen gewöhnlich weit subtiler und komplexer, als die Bücher über Körpersprache glauben machen wollen.

Wir müssen unsere Schulungen und Konditionierungen überwinden, da sie meist viel zu sehr auf Ziele oder Zwecke schielen und oft mit Angst vor Lernen und Erfolg einhergehen. Anstatt sich zu bemühen, «die richtige Antwort zu finden», ist es wesentlich wichtiger, so offen wie möglich zu sein, bereit zu sein, eventuell nicht «die richtige Antwort zu finden», den ganzen Prozeß bewußt zu erleben und nicht immer auf unmittelbare Ergebnisse aus zu sein. Dafür muß man im Augenblick leben, statt in der Zukunft. Viele Menschen kleben an der Vergangenheit oder machen sich Sorgen um die Zukunft; statt dessen sollten sie bedenken, daß die Vergangenheit vorbei und die Zukunft noch nicht da ist, sie also im Grunde nur am gegenwärtigen Moment arbeiten können. Was in Zukunft geschieht, wird aus dem erwachsen, was in diesem Augenblick geschieht; je mehr wir uns also mit der Gegenwart beschäftigen, um so besser für die Zukunft. Die Zen-Meister haben diese Einstellung den «Geisteszustand des Anfängers» genannt. Dieser Geisteszustand umfaßt neben der Bereitschaft, den Augenblick zu leben, auch die Fähigkeit, die eigene Entwicklung zu genießen. Es handelt sich um einen Zustand intensiven Selbstinteresses ohne Egoismus, vergleichbar dem eines spielenden Kindes, einen Zustand beseelter lebendiger Harmonie mit allem, was man tut.

Ebenso wichtig ist es, nicht ständig nach Fehlern bei sich zu suchen und nicht ständig kritische Kommentare abzugeben, wie gut oder schlecht man etwas beherrscht. Für derartige Sorgen bleibt keine Zeit, weil der Prozeß der Veränderung kontinuierlich voranschreitet.

Eugen Herrigels Buch *Zen in der Kunst des Bogenschießens* hat während der letzten Jahrzehnte viele Menschen beeinflußt. Obwohl das Buch vom Zen-Buddhismus handelt, ist es gleichzeitig eine genaue Beschreibung des Prozesses, den man beim Lernen der Alexander-Technik durchläuft. Das Buch ist der autobiographische Bericht eines deutschen Professors, der nach Japan ging, um an einer Universität dort westliche Philosophie zu lehren. Er wollte mehr über den Zen-Buddhismus erfahren, doch man sagte ihm, das lasse sich nicht abstrakt, sondern nur im Rahmen einer Tätigkeit vermitteln wie etwa der Teezeremonie, der Kunst des Blumensteckens oder der Kalligraphie. Er wählte die Kunst des Bogenschießens, weil er damit im Westen schon Erfahrungen gesammelt hatte, mußte jedoch bald feststellen, daß er das Abschießen des Pfeils vollkommen neu lernen mußte. Der traditionelle japanische Bogen ist übermannshoch und sehr schwierig zu handhaben. Herrigel versuchte mit aller Gewalt, ihn zu spannen, doch es gelang ihm nur unter immenser Anstrengung; seine Hand zitterte, und er konnte nicht gerade schießen. Er brauchte sehr lange, um zu lernen, daß er den Bogen spannen konnte und der Pfeil «sich selbst schießen» würde, wenn sein Körper vollkommen frei und im Gleichgewicht war. Sich selbst in Ruhe zu lassen und keine überflüssige Spannung aufzubauen, war der einzige Weg, den Pfeil ins Ziel fliegen zu lassen. Die Botschaft des Zen war also, sich selbst loszulassen und alle Anspannung und Absicht aufzugeben. Sie ähnelt dem Alexander-Konzept, das unnötige Anspannung verhindern soll, damit die Handlungen natürlich und leicht geschehen können. Wir empfehlen das Buch nachdrücklich allen, die an der Geist/Körper-Beziehung interessiert sind und nach tieferer Erkenntnis streben.

Sie müssen also sich selbst in Ruhe lassen, um die Alexander-Technik zu lernen. Damit meinen wir beileibe nicht, daß Sie herumsitzen und nichts tun sollen. Natürlich haben Sie weiterhin Ziele, aber der Schwerpunkt der Aufmerksamkeit liegt auf den Mitteln und nicht dem Zweck. Wenn man sich auf die Qualität der Mittel konzentriert, kann der Zweck beziehungsweise das Ergebnis nur gewinnen.

Die Haltung des Akzeptierens und Reflektierens, die das Wesen einer guten Geisteshaltung ausmacht, versetzt den Menschen in die Lage, auf alle Reize um sich herum zu reagieren, anstatt zukünftige Reize vorauszuahnen und die gegenwärtigen zu übersehen beziehungsweise die alten Reaktionsmuster, die in der Auseinandersetzung mit vergangenen Reizen entstanden, immer wieder durchzuspielen. Bevor Sie lernen können, die alten Bewegungsgewohnheiten aufzugeben und sukzessive eine bessere Körpernutzung zu erreichen, müssen Sie sich die Freiheit zur Erkundung lassen. Dabei können Sie Risiken eingehen, Fehler machen, eine ungewöhnliche Wahl treffen und neue Wege beschreiten.

Inhibition

Im Laufe unseres Lebens lernen wir alle, entsprechend spezifischen Mustern auf Situationen zu reagieren. Diese Reaktionen laufen oft unter unnötiger Anspannung und überflüssigem Streß ab. Mit der Zeit werden sie zur Gewohnheit. In unserer Gesellschaft sind die Notwendigkeit, die richtige Antwort zu wissen, und das Bedürfnis nach Anerkennung allgemein verbreitete Ziele. Keines dieser Ziele ist an sich schlecht, doch verleiten sie uns oft zu unnötiger Anstrengung, nicht selten mit nachteiligen Folgen. Um gewohnheitsmäßige Reaktionen und Einstellungen zu ändern, müssen wir zunächst lernen, die alten Gewohnheiten aufzugeben. Alexander hat diesen Prozeß *Inhibition* genannt.

Die Veränderung einer Gewohnheit basiert auf drei Komponenten: bewußtem Erkennen der Gewohnheit, Inhibition und geistigen Anweisungen. Damit man die Veränderung bewußt kontrollieren kann, müssen alle drei vorhanden sein. Bewußte Kontrolle ist das Werkzeug, mit dem wir das eigentliche Ziel der Alexander-Technik erreichen können: *den Kopf über der gestreckten Wirbelsäule im*

Gleichgewicht zu halten, und zwar in der Bewegung ebenso wie im Ruhezustand.

Wir können uns den Körper als einen Computer vorstellen, dem eine Reihe spezifischer Reaktionen einprogrammiert wurden. Für die meisten unserer körperlichen Aktivitäten ist keine bewußte Anstrengung erforderlich. Wollen wir uns aber verändern, können wir uns die Alexander-Technik als Instrument zur Neuprogrammierung vorstellen. Das Umprogrammieren wird nur funktionieren, wenn wir uns der Gewohnheit bewußt werden, die Gewohnheit bewußt stoppen (oder inhibieren) und uns spezifische geistige Anweisungen geben, um uns zu verändern.

Ohne bewußte Inhibition des alten Musters ist es nicht möglich, ein neues Verhaltensmuster zu erfahren und zu beherrschen. Unsere unmittelbare Reaktion auf einen Stimulus ist ein geistig-körperliches Muster, eine Gewohnheit. Wie oft sieht man Leute den Kopf ein- und die Schultern hochziehen, wenn sie die Kaffeetasse heben! Haben Sie schon einmal beobachtet, wie die Leute sich beim Essen über den Teller beugen, anstatt die Gabel nach oben zum Mund zu führen? Bevor diese Gewohnheiten sich ändern lassen, müssen wir erkennen, was wir tun, und dann bewußt zur alten Gewohnheit nein sagen. Natürlich sind nicht alle Gewohnheiten schlecht – uns geht es nur um die Änderung der ineffizienten Verhaltensmuster! Leider haben sich die meisten Gewohnheiten so tief eingeprägt, daß sie vollkommen unbewußt bleiben. Oft ist die objektive Anleitung durch einen erfahrenen Alexander-Lehrer notwendig, um diese Gewohnheiten überhaupt erst zu erkennen. Wenn der Schüler wiederholt auf die Gewohnheiten aufmerksam gemacht wurde, kann er schrittweise erkennen, was er inhibieren muß.

Man muß die Reaktion inhibieren, *bevor* man auf einen Reiz reagiert. Hat man erst habituell reagiert, ist die Entwicklung eines neuen Musters zunächst unterbunden, also muß die gewohnte Reaktion gestoppt werden, bevor sie beginnt. Um Ihr Verhalten bewußt zu kontrollieren, müssen Sie bewußt beschließen, die gewohnte Reaktion zu verhindern. In der Alexander-Technik heißt dieser Vorgang, wie gesagt, *Inhibition*. Wenn Sie einen Reiz empfangen, der eine Bewegung hervorrufen soll, schickt das Gehirn eine Botschaft an die Muskeln.

Zwischen Reiz und Reaktion ist es den Bruchteil einer Sekunde lang möglich, den Pfad zu wechseln. Hier kommt die Inhibition ins Spiel. Sie können der Ausführung der Handlung zustimmen oder auch nicht: Sowohl Einwilligung als auch Nichteinwilligung sind aktive Reaktionen. Inhibition ist weder eine Muskelanstrengung noch eine passive Entscheidung, sondern der geistige Entschluß, nicht einzuwilligen, das eigene Verhalten in bestimmter Weise ablaufen zu lassen. Man entscheidet sich dafür, sich loszulassen, anstatt auf einen spezifischen Reiz gewohnheitsmäßig zu reagieren. Dadurch bleiben die neuromuskulären Verdrahtungen leer, so daß ein neuer Schaltkreis einprogrammiert werden kann.

Wenn Sie erst einmal nein zur alten Gewohnheit gesagt haben, können Sie ja zu einer neuen Reaktion sagen. Nein sagen allein ist unproduktiv. Nachdem Sie der habituellen Reaktion Ihre Zustimmung verweigert haben, müssen Sie ihre Zustimmung zu einer anderen, neuen Form des Verhaltens geben. Da Sie diese Gewohnheiten selbst entwickelt haben, können Sie sie auch wieder auflösen – vorausgesetzt, Sie haben das richtige Werkzeug dafür. Die Muskeln, die die Bewegungen des Körpers steuern, sind willkürlicher Kontrolle unterworfen und reagieren auf verbale Instruktionen. Inhibition geht Hand in Hand mit *geistigen Anweisungen*, durch die man definiert, was im Körper während der Bewegung geschehen soll.

Eine der Schwierigkeiten bei der Veränderung von Gewohnheiten ist das Verlangen, ein Ziel zu erreichen und dabei den Mitteln, durch die man es erreicht, wenig oder gar keine Beachtung zu schenken. Alexander sprach von «Zielorientiertheit». Normalerweie ist die erste Reaktion auf einen Reiz der Antrieb, die Handlung sofort auszuführen. Wenn Sie zum Beispiel beschließen, sich hinzusetzen, werden Sie aller Wahrscheinlichkeit nach auf das Wort *sitzen* genauso reagieren, wie Sie es immer getan haben, einfach weil Ihr Körper diese Reaktion kennt. Der Körper hat festgelegte Reaktionen auf Worte wie *gehen, sich bücken, nach etwas greifen, sprechen* und so weiter. Selbst wenn Sie die Handlung nicht tatsächlich ausführen, treten als Antwort auf das Wort bestimmte unwillkürliche Reaktionen auf, die der Körper für die Ausführung der Handlung als notwendig erachtet. Nehmen wir einmal das Wort *gehen*. Der Körper reagiert mit bestimmten physikalischen Phänomenen darauf, in den meisten Fällen durch eine Intensivierung der Muskelspannung. Diese unwillkürliche Muskeltätigkeit löschen Sie aus, wenn Sie die Reaktion im Ansatz inhibieren. Sobald Ihnen das gelingt, steht es Ihnen frei, bewußt eine andere Reaktionsform zu wählen.

Nehmen wir ein anderes Beispiel: den Entschluß, sich hinzusetzen. Wenn dabei das Erreichen des Ziels (des Stuhls) vorherrscht, werden Sie dazu neigen, einfach der Gewohnheit zu folgen. Stattdessen müssen Sie den Wunsch, das Ziel schnellstmöglich zu erreichen, aufgeben und sich auf den Prozeß der Bewegung einlassen. Ziel der Alexander-Technik ist es, in der Bewegung den Kopf über der gestreckten Wirbelsäule im Gleichgewicht zu halten. Also ersetzen Sie die Zielorientiertheit (so rasch wie möglich eine sitzende Position auf einem Stuhl einzunehmen) durch den Entschluß, während der Ausführung der Bewegung die Wirbelsäule gestreckt und den Kopf darüber im Gleichgewicht zu halten. Zur Umschreibung dieses Vorgangs dienen eine Reihe verbaler Instruktionen. Sie lauten: «Möge mein Hals frei sein, der Kopf nach vorn und oben gehen, der Oberkörper länger und weiter werden, die Beine sich vom Oberkörper lösen, die Schultern sich weiten.» Das sind die *geistigen Anweisungen*, die als Instruktionen für den Körper dienen und ihm sagen, was er tun soll.

Dabei ist zu beachten, daß Sie die Wirbelsäule nicht *willkürlich* verlängern können und auch den Kopf nicht absichtlich in eine bestimmte Position bringen sollten – obwohl Sie die Verlängerung der Wirbelsäule und das Gleichgewicht des Kopfs anstreben. Das neue Muster kann sich nur entfalten, wenn Sie den Abwärtsdruck des Kopfes und die Verkürzung und Verengung des Oberkörpers inhibieren und diese Inhibition auch in der Bewegung durchhalten. Mit anderen Worten: Die Inhibition wirkt präventiv, sie wird bewußt als Vorbeugungsmaßnahme eingesetzt. Sie können sich zum Beispiel sagen: «Anstatt der alten Gewohnheit zu folgen (die ich inhibiert habe), möge mein Hals frei sein, der Kopf nach vorn und oben gehen, der Oberkörper länger und weiter werden, die Beine sich vom Oberkörper lösen, die Schultern sich weiten... Während ich mir Anweisungen für eine Bewegung gebe und diese ausführe, werde ich weiter die alten Gewohnheiten inhibieren.»

Sobald Sie mit der Inhibition eine gewisse Erfahrung haben, werden Sie den Mitteln, mit denen Sie einen Zweck erreichen wollen, mehr Aufmerksamkeit widmen können und nicht mehr nur aufs Ziel fixiert sein. Wenn Sie die gewohnheitsmäßige Reaktion auf einen Reiz und das Bedürfnis, so schnell wie möglich ein Ziel zu erreichen, inhibieren, steht Ihnen die Wahl Ihrer Reaktion frei. Wenn Sie zum Beispiel die Angewohnheit haben, sich aus der Taille heraus nach vorn zu lehnen, wenn Sie am Tisch sitzen (was sehr belastend für die Lendenwirbel ist), können Sie diese Gewohnheit inhibieren. Danach können Sie beschließen, die Bewegung des Vorlehnens von den Hüftgelenken ausgehen zu lassen. Da Situationen im Leben sich nie genau wiederholen, sollten Sie die Freiheit erlangen, so zu reagieren, wie es der jeweiligen besonderen Situation angemessen ist. Die Qualität des Erreichten wird dadurch bestimmt, wie Sie es erreichen. Die Mittel heiligen den Zweck. Natürlich kann man nicht bei jeder einzelnen Tätigkeit innehalten und sich neue Anweisungen geben. Wenn Sie aber erst eine Wahl getroffen haben, können Sie daran arbeiten, und durch häufige Wiederholung wird das neue Muster stark genug, um die alte Gewohnheit zu ersetzen.

Inhibition heißt, eine Gewohnheit nicht ausführen. Es ist eine Fertigkeit, die sich erlernen und weiterentwickeln läßt, damit wir uns von unseren Gewohnheiten befreien können. Wenn wir unsere Gewohnheiten nicht aufgeben können, haben wir keine freie Wahl. Inhibition ist die wesentliche Voraussetzung für das Aufgeben alter Muster. Sie kann uns nicht nur bei körperlichen Gewohnheiten helfen. Jeder von uns reagiert habituell auch auf geistig/emotionale Vorgänge wie etwa Konzentration, Angst und Wut. Da Geist und Körper auf komplexe Weise miteinander verflochten sind und sich nicht trennen lassen, stehen auch die sogenannten *geistigen* und *körperlichen* Gewohnheiten untereinander in Verbindung.

Aus der objektiven Beobachtung unserer Reaktionen auf Inhibition und verbale Anweisungen gewinnen wir auf allen Ebenen neue Einsichten. Die Fähigkeit, ein bestimmtes Verhalten zu inhibieren oder ihm die Zustimmung zu verweigern, kann befreiend wirken.

Wer will, kann die tiefen und weitreichenden philosophischen Implikationen erforschen, die dieses Konzept beinhaltet. Wahre Freiheit beruht auf der Fähigkeit, ein Verhaltensmuster unabhängig von den gewohnheitsmäßigen Kettenreaktionen zu wählen – unbelastet von der Bürde der Vergangenheit seine Wahl zu treffen.

Geistige Anweisungen

Sobald wir die gewohnte Reaktion inhibiert haben, definieren geistige Anweisungen, was im Körper ablaufen sollte, und führen uns durch die Veränderungen. Viele Menschen neigen dazu, die Halsmuskeln anzuspannen, wodurch der Kopf nach hinten, herunter auf den Nacken, gezogen wird. Dadurch kann im gesamten Körper eine Kettenreaktion von Kompressionen ausgelöst werden. Inhibition und geistige Anweisungen können zur Veränderung dieses Musters beitragen. Wie bereits gesagt, lauten die Anweisungen: «Möge mein Hals frei sein, mein Kopf nach vorn und nach oben gehen, der Oberkörper länger und weiter werden, die Beine sich vom Oberkörper lösen, die Schultern sich weiten.» Diese Worte werden auch für Sie eine tiefere Bedeutung bekommen, wenn Sie erst deren Wirkung auf den Körper erfahren haben.

Um die Anweisungen deutlicher werden zu lassen, haben wir sie in ihre Einzelteile zerlegt. Wir möchten jedoch betonen, daß Sie immer den *ganzen* Satz im Auge behalten sollten, wenn Sie die Anweisungen innerlich wiederholen. Zerstückeln Sie Ihren Körper nicht, sondern bringen Sie ihn dazu, als koordiniertes Ganzes zu arbeiten.

Betrachten wir den ersten Satz:

Möge mein Hals frei sein …

Das erste und wichtigste Wort in diesem Satz lautet *Möge*. Es gibt nichts, was man *tun* kann, um einen Muskel zu befreien. Wenn Sie sich zu entspannen versuchen, indem Sie absichtlich den Kopf *bewegen*, werden Sie noch mehr Spannung erzeugen und ihn nach alter Gewohnheit bewegen, weil der Körper es nicht anders kennt. Statt dessen sollen Sie *denken*, die Botschaft vom Gehirn durchs Nervensystem an die Muskeln schicken. Wenn Sie daran denken, den Hals freizulassen, lassen Sie die Muskelverspannungen los, die den Hinterkopf zum Nacken oder zur Brustwirbelsäule herunterziehen, die Wirbelsäule zusammenquetschen und dabei oft ihre Vorwärtsbiegung verstärken.

mein Kopf nach vorn und nach oben gehen…

Nach vorn heißt nicht, den Kopf nach vorn schieben. Wir sprechen auch nicht von einer fixen Position, die der Kopf korrekterweise einnehmen *muß*. Es geht vielmehr darum, daß der Kopf auf der Wirbelsäule sein Gleichgewicht findet. Wenn die Nackenmuskeln verspannt sind, tendieren sie dazu, den Kopf nach hinten und herunter zu ziehen. Wenn Sie die Spannung an der Schädelbasis aufgeben, wird sich der Kopf auf ganz natürliche Weise von diesem Punkt aus ein wenig nach vorn neigen. Erst dann kann er sich auch nach oben hin lösen. Er ist im Gleichgewicht und hat die vollkommene Freiheit, sich im Rahmen seiner anatomischen Möglichkeiten in jede Richtung zu bewegen.

der Oberkörper länger und weiter werden…

Werden heißt es in diesem Satz, was uns daran erinnert, daß das Ziel durch Denken, nicht durch Muskelanstrengung erreicht wird. Wer den Druck des Kopfes auf die Wirbelsäule aufgibt, gestattet der Wirbelsäule, sich zu voller Länge auszudehnen. Die Skelettmuskulatur löst sich im gesamten Oberkörper zu optimaler ausgeglichener Länge, so daß die Wirbelsäule ihre normale Länge und Biegung erreicht. Beim *Weiterwerden* geht es um die Lösung der Muskeln, die von der zentralen Achse der Wirbelsäule zu den Körperseiten führen. Längung und Weitung zusammen bewirken eine Befreiung zu den vollen Dimensionen Ihres dreidimensionalen Oberkörpers.

die Beine sich vom Oberkörper lösen…

Der Oberkörper (und auch das Becken) löst sich nach oben hin in Richtung Kopf. Gleichzeitig lösen sich die Beine in die entgegengesetzte Richtung, fort vom Becken. Wenn Sie die Beinmuskulatur nicht mehr nach oben in die Hüftgelenke hineinziehen, verlängert sie sich zum Boden hin.

die Schultern sich weiten…

Wenn sich die Anspannung in den Schultern löst, tendieren sie dazu, nach den Seiten hin weiter zu werden, anstatt sich nach vorne zu runden oder militärisch nach hinten gezogen zu sein.

Zurück zum ganzen Satz: *Möge mein Hals frei sein, der Kopf nach vorn und oben gehen, der Oberkörper länger und weiter werden, die Beine sich vom Oberkörper lösen, die Schultern sich weiten.*

Durch Inhibition und geistige Anweisungen fördern Sie die Lösung der übermäßigen Muskelspannung, die Skelett und innere Organe zusammenpreßt. Dadurch kommt eine sachte Verlängerung der Wirbelsäule zustande, die es Ihnen ermöglicht, zu Ihren vollen Dimensionen zu wachsen.

Die Alexander-Anweisungen sagen, was im Körper geschehen sollte. Doch mit Worten sind verbale, kinästhetische, visuelle, strukturelle, psychologische und philosophische Bedeutungen assoziiert, die allesamt mitspielen, wenn Sie die Begriffe denken. Deshalb ist es wichtig, daß Sie diese Instruktionen auf möglichst vielen Ebenen Ihres Inneren verstehen. Wenn Sie durch die Anweisungen etwas im Körper geschehen lassen, hängt die Qualität der Reaktion nicht nur von Ihrem physischen Zustand ab, sondern auch davon, wie Sie die Worte und den Vorgang begreifen. Zusammen mit der Inhibition führen die geistigen Anweisungen zum Ziel der Alexander-Technik: den Kopf über der gestreckten Wirbelsäule im Gleichgewicht zu halten. So kommt es zu einem freien, dynamischen Ausgleich von Gegensätzen, der sowohl in der Bewegung als auch im Ruhezustand aufrechterhalten wird.

Alexander konnte seine Körpergewohnheiten im Spiegel klar erkennen, aber fühlen konnte er sie nicht. Die sensorische Rückkopplung vermittelte ihm keine zutreffenden Informationen über seinen Zustand. Bei diesem Rückkopplungsmechanismus handelt es sich um den kinästhetischen oder propriozeptiven Sinn – ein subtiler Sinnesapparat der Muskeln, der dem Körper ständig Informationen über sich selbst gibt. Wir empfangen Informationen nicht nur durch die bekannten fünf Sinne, also durch Augen, Ohren, Nase, Mund und Haut, sondern auch durch den kinästhetischen Sinn.

Die Rückkopplung gibt dem Gehirn Informationen über Position und Zustand des Körpers. Außerdem sagt sie dem Körper, wieviel Kraftaufwand notwendig ist, um eine Stellung oder einen Zustand aufrechtzuerhalten. Doch ebenso wie Sehvermögen und Gehör beeinträchtigt sein können, kann auch der kinästhetische Sinn mangelhaft funktionieren. Wenn wir zuviel Spannung einsetzen, um Position oder Zustand des Körpers aufrechtzuerhalten, wird diese Anspannung uns zur Gewohnheit, und wir fühlen sie nicht mehr. Alexander sprach im Zusammenhang mit unzuverlässiger sensorischer Rückkopplung von «verkommener Kinästhesie».

Die Informationen, die der kinästhetische Sinn uns vermittelt, erreichen nur selten die bewußte Wahrnehmung – normalerweise sind wir uns der Vorgänge in unserem Körper nicht bewußt. Indem wir eine Tätigkeit ausführen lernen, gewöhnen wir uns daran, wie sie sich anfühlt – egal ob wir sie gut oder schlecht, locker oder übertrieben angespannt, mit gutem oder verzerrtem Körpereinsatz ausführen. Gleich, ob die Erfahrung auf effizientem oder ineffizientem Körpergebrauch basiert, mit der Zeit wird sie sich richtig und auch leicht anfühlen. Solche unzutreffenden sensorischen Rückkopplungen zu korrigieren, ist eines der Ziele der Alexander-Technik.

Es folgt ein einfaches Beispiel für die Unzuverlässigkeit sensorischer Wahrnehmung: Nehmen wir an, ein Mann hat seit fünfunddreißig Jahren die Angewohnheit, den Kopf etwas nach rechts zu neigen. Im Spiegel wird er das durchaus erkennen können, wenn er aber gerade nicht in den Spiegel schaut, kommt ihm seine Kopfhaltung gerade vor. Wenn er nun vor dem Spiegel den Kopf in eine senkrechte Position brächte, würde er das Gefühl haben, der Kopf sei nach links gekippt. Unbewußt wird er dazu tendieren, bei der alten Gewohnheit zu bleiben, weil sie sich «richtig» anfühlt. Was man fühlt und wie man etwas fühlt, wird von Geist und Körper mit den vergangenen Erfahrungen verglichen. Wenn wir uns an einen bestimmten Sinneseindruck gewöhnen, fühlt er sich mit der Zeit korrekt an, wobei es keine Rolle spielt, wie unkorrekt er in Wirklichkeit sein mag.

Wir bilden uns ständig bewußte und unbewußte kinästhetische Urteile über unsere Haltungen und den Kraftaufwand, der nötig ist, um irgend etwas auszuführen. Zum Beispiel bereiten wir uns auf das Heben eines schweren Gegenstandes vor, indem wir Spannung erzeugen, bevor wir wissen, wieviel Kraft überhaupt erforderlich ist. Irrtümlich versteifen wir Knie und Hüftgelenke, um aufrecht zu bleiben, weil wir Angst haben, sonst umzufallen. Kommen wir noch einmal auf Judiths Geschichte zurück. Sie erzählt:

Als ich nach der Krankheit wieder gehen lernte, sagte man mir, ich solle das Gewicht des Körpers nach vorne verlagern. Später halfen mir die Alexander-Lehrerinnen, überflüssige Spannung loszulassen, so daß ich aufrechter stehen konnte. Ich beschwerte mich, weil ich das Gefühl hatte, gleich nach hinten umzufallen und das Gleichgewicht zu verlieren. Da zeigte sie mir im Spiegel, daß ich zwar aufrechter dastand als vorher, aber immer noch vornübergeneigt. Da ich mich so viele Jahre nach vorn gelehnt hatte, fühlte sich die Vorwärtsneigung aufrecht an, und wenn ich aufrecht stand, dachte ich, ich lehnte mich nach hinten. Nur durch den beruhigenden Zuspruch meiner Lehrerinnen und den unbestechlichen Spiegel konnte ich erkennen, daß meine Selbstwahrnehmung und meine tatsächliche Körperhaltung zwei völlig verschiedene Dinge waren.

Jede unserer Bewegungen basiert auf einem unbewußten sensorischen Urteil, das bestimmt, wieviel Muskelkontraktion zu ihrer Ausführung notwendig ist. Ohne vorangehende Anspannung würden wir nicht sprechen, den Telefonhörer abheben, uns nach etwas bücken oder hinterm Bus herlaufen. Das unbewußte Urteil sagt uns, daß keine Tätigkeit ohne eine gewisse gewohnheitsmäßige Menge an Krafteinsatz ausgeführt werden kann. Diese Gewohnheiten lernen wir in der Kindheit und behalten sie dann ein Leben lang bei. Wir neigen bei allen Aktivitäten zu übertriebenem Kraftaufwand.

Oft sind wir uns der übermäßigen Spannung nicht bewußt, weil wir gar nicht wissen, wie das Leben ohne sie aussieht. Oft nehmen wir Schmerzen gar nicht wahr, weil wir nicht wissen, wie es ist, ohne sie zu leben. Wenn wir die Abwesenheit von Spannung beziehungsweise Schmerz erfahren haben, müssen wir den Prozeß erkennen, der unser Loslassen ermöglichte.

Es ist Aufgabe des Alexander-Lehrers, den Schülern zu demonstrieren, wie unzuverlässige Sinneswahrnehmungen sie in die Irre führen und ihnen den Weg zu andersgearteten sensorischen Erfahrungen zu weisen, indem er ihnen hilft, weiter und größer zu werden. Nach und nach beginnen die unzuverlässigen Sinneswahrnehmungen zutreffender zu werden, und viele Handlungen und Haltungen, die sich zunächst «falsch» anfühlten, erscheinen nun «richtig». Alexander hat gesagt: «Wenn es möglich ist, daß die eigenen Gefühle keine vertrauenswürdige Orientierung bieten, dann sollte es auch möglich sein, sie wieder vertrauenswürdig zu machen.»

Sensorische Einschätzungen werden auch durch das Selbstbild verfälscht. Übergewichtige Menschen zum Beispiel fühlen und betrachten sich oft auch dann noch als übergewichtig, wenn sie bereits viel abgenommen haben. Die mit einem negativen oder unzutreffenden Selbstbild verbundenen Spannungen führen zu festgefahrenen Körperhaltungen und Bewegungsabläufen. Alle Alexander-Lehrer sind immer wieder mit Schülern konfrontiert, die sich beklagen, daß sich die neue Erfahrung «falsch anfühlt». Doch wenn ein Mensch beschließt, sich zu verändern, muß er auch akzeptieren, daß sein Sinnesapparat «umerzogen» wird.

Das Konzept der unzuverlässigen Sinneswahrnehmung ist zentral für die Alexander-Technik. Das letztendliche Ziel dieser Methode ist eine objektive, nichturteilende Wahrnehmung unserer selbst, das heißt unserer Haltungen und Bewegungen. Dafür brauchen wir ein zuverlässiges Rückkopplungssystem, das uns akkurate kinästhetische Informationen liefert. Während der Alexander-Arbeit wird man ständig mit neuen merkwürdigen Gefühlswahrnehmungen konfrontiert, die man nur an vergangenen Erfahrungen messen kann. Da aber vergangene Erfahrungen nicht immer zuverlässige Indikatoren sind, braucht man eine objektive Methode, um die neuen Gefühle mit der Wirklichkeit zu vergleichen. (Deshalb empfehlen wir Ihnen, wenn Sie die im zweiten Teil dieses Buches wiedergegebenen Leibowitz-Übungen machen, einen Spiegel zu benutzen, damit Sie sehen, was Sie tun, und nicht allein vom kinästhetischen Sinn abhängig sind.) Ein Alexander-Lehrer und ein Spiegel sind objektive Anhaltspunkte. Sie sind Hilfsmittel außerhalb des Selbst, um den Zustand des eigenen Körpers zu überprüfen. Doch letztendlich müssen Sie, wie einst auch F. M. Alexander, eine eigene vertrauenswürdige, kinästhetische Wahrnehmung aufbauen, damit Sie weder vom Spiegel noch von einem Lehrer abhängig sind.

Wenn Sie im Laufe der Zeit mehr und mehr korrekte Erfahrungen machen, wird auch Ihre sensorische Wahrnehmung immer zuverlässiger werden. Sie werden es leichter erkennen, wenn Sie Ihren Körper mangelhaft gebrauchen, und durch Inhibition und neue Anweisungen leichter und rascher verändern können, was Sie verändern wollen.

Alexander-Technik und Anatomie

Um die Mechanik Ihrer Bewegungen zu verstehen und zu verbessern, sollten Sie zumindest elementare Kenntnisse der Anatomie des menschlichen Skeletts besitzen. Da die geistigen Anweisungen der Alexander-Technik auf anatomische Realität Bezug nehmen, werden Sie sie rascher erlernen, wenn Sie etwas über den Bau des Körpers wissen. Schauen Sie sich die Illustrationen genau an, damit Sie sich die Organe, die von außen nicht sichtbar sind, eher vorstellen können. Da jeder Körper etwas anders gebaut ist, sollten Sie mit Hilfe eines Spiegels Ihre Gestalt mit den abgebildeten Figuren vergleichen, um ein Gefühl für Ihren eigenen Körper zu bekommen.

Beginnen wir mit dem Kopf. Er sitzt oben auf der Wirbelsäule und wiegt ungefähr zwölf Pfund (etwa soviel wie eine Bowling-Kugel). Gleich unterhalb des Kopfes beginnt die gebogene Struktur der Wirbelsäule. Sie besteht aus einer Reihe von Knochen, die man Wirbel nennt. Die Wirbel sind durch gelenkartige «Dornfortsätze» miteinander verbunden, wodurch die Wirbelsäule eine gewisse Biegsamkeit erhält. Im Bereich der Halswirbel (also am Hals) wölbt sich die Wirbelsäule nach vorn, im Bereich der Brustwirbel (also in der oberen Hälfte des Oberkörpers) rundet sie sich nach hinten, im Lendenwirbelbereich (also im unteren Rückenbereich) wieder nach vorn, beim Kreuzbein (dem unteren Teil der Wirbelsäule) erneut nach hinten und schließlich beim Steißbein wieder etwas nach vorn (vergleiche die Abbildungen 1–3).

Diese Biegungen in der Wirbelsäule dienen unter anderem als Stoßdämpfer. Wäre die Wirbelsäule gerade wie ein Stock, würde jeder Schritt den ganzen Körper erschüttern. Die gebogene Struktur der Wirbelsäule fördert weiche, fließende Bewegungen. Der Grad der Wirbelsäulenbiegungen hängt vom Körperbau des einzelnen ab – bei manchen Menschen treten sie wesentlich deutlicher hervor als bei anderen. Das ist einer der Gründe dafür, daß wir nicht alle gleich aussehen. Ein Ziel der Alexander-Technik ist es, die optimale Länge

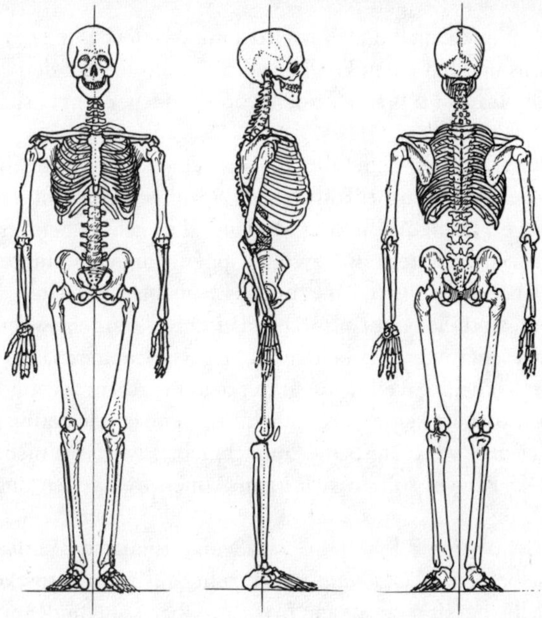

Abb. 1 *Abb. 2* *Abb. 3*

der Wirbelsäule im Rahmen der individuell vorgegebenen Skelettstruktur zu entwickeln.

Zwischen den Wirbeln liegen die Bandscheiben, die unter anderem als Puffer dienen. Durch kleine Öffnungen zwischen den Wirbeln treten Nervenfasern aus dem Rückenmark hervor. Falscher Körpereinsatz kann Druck auf Dornfortsätze, Bandscheiben und Nerven ausüben und dadurch Schmerzen hervorrufen.

Es ist von größter Wichtigkeit, wie der Kopf auf der Wirbelsäule sitzt (vergleiche Abbildung 4). Der Kopf ruht auf dem ersten Wirbel des Rückgrats, dem Atlas. Das Gelenk zwischen dem Kopf und dem oberen Ende der Wirbelsäule heißt Okzipitalgelenk. An der Unterseite des Schädels befinden sich zwei Strukturen, die den Kufen eines Schaukelstuhls ähneln. Sie ruhen auf dem Atlas. Mit ihrer Hilfe läßt sich der Kopf um etwa zehn Grad nach vorn oder hinten schaukeln, ohne daß man den Hals bewegt. Soll der Bewegungsradius vergrößert werden, müssen auch die Halswirbel mitarbeiten. Der zweite Wirbel heißt Axis und hat einen Höcker oder Vorsprung, der den Atlas seitlich drehbar macht. Wenn Sie den Kopf wenden, dreht er sich um den Axis.

Der Kopf sitzt auf dem Oberkörper – eine funktionelle Einheit, die die Wirbelsäule, den Brustkorb, den Schultergürtel und das Becken umfaßt (vergleiche Abbildung 5). Zum Hals gehören sieben Wirbel. Der Brustkorb besteht aus zwölf Rippenpaaren, die hinten an der Brustwirbelsäule und vorn am Brustbein befestigt sind. Mit dem Brustbein sind die Rippen durch elastisches Knorpelgewebe verbunden (abgesehen von den beiden letzten Rippenpaaren, die man *falsche Rippen* nennt, weil sie nicht mit dem Brustbein verbunden sind). Der Brustkorb ist keine starre Struktur. Wenn er wie der Brustpanzer eines Kriegers wirkt, fest und unnachgiebig, ist etwas nicht in Ordnung. Die Rippen sollten sich beim Atmen frei weiten und zusammenziehen.

Der Schultergürtel besteht aus Schulterblättern (*Scapulae*) und Schlüsselbeinen (*Claviculae*) und ruht auf dem Brustkorb. Die Schlüsselbeine sind vorn am Brustbein befestigt und am äußeren Ende der Schultern mit den Schulterblättern verbunden. Die Schulterblätter ruhen auf den Rippen im Rücken. Die einzige Knochenverbindung zwischen dem Schultergürtel und dem zentralen Bereich des Skeletts bilden die Schlüsselbeingelenke im Brustbein (vergleiche Abbildung 5). Die Arme sind als «Anhängsel» an den Schulterblättern befestigt (vergleiche Abbildung 6). Weil Bewegung immer in den Gelenken stattfindet, ist es wichtig zu wissen, wo sie sind. Da der Schultergürtel nur an den Schlüsselbeingelenken mit dem restlichen Oberkörper verbunden ist, verfügen Schultern und Arme potentiell über ein großes Bewegungsspektrum. Die anderen Gelenke des Armes sind Ellenbogen, Handgelenk und Fingergelenke. Der Daumen, der zum Greifen den anderen Fingern gegenübergestellt werden kann, und die Tatsache, daß Handgelenk und Unterarm drehbar sind, erweitern die Bandbreite der möglichen Bewegungen noch.

Unter dem Brustkorb liegt die Lendenwirbelsäule (der untere Rükkenbereich), die aus fünf Wirbeln besteht. In dieser Region haben viele Menschen Beschwerden, weil es hier keine andere Stütze aus

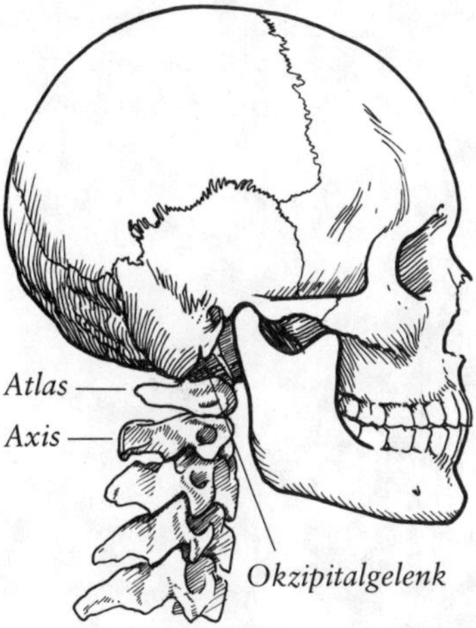
Atlas
Axis
Okzipitalgelenk

Abb. 4

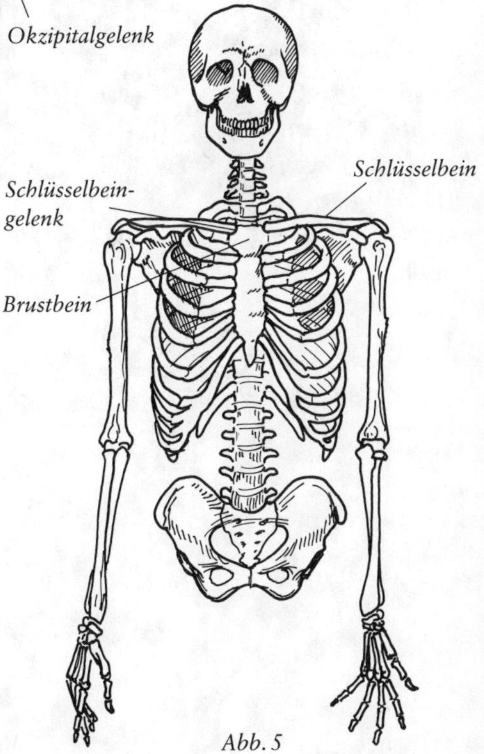
Schlüsselbein
Schlüsselbein-
gelenk
Brustbein

Abb. 5

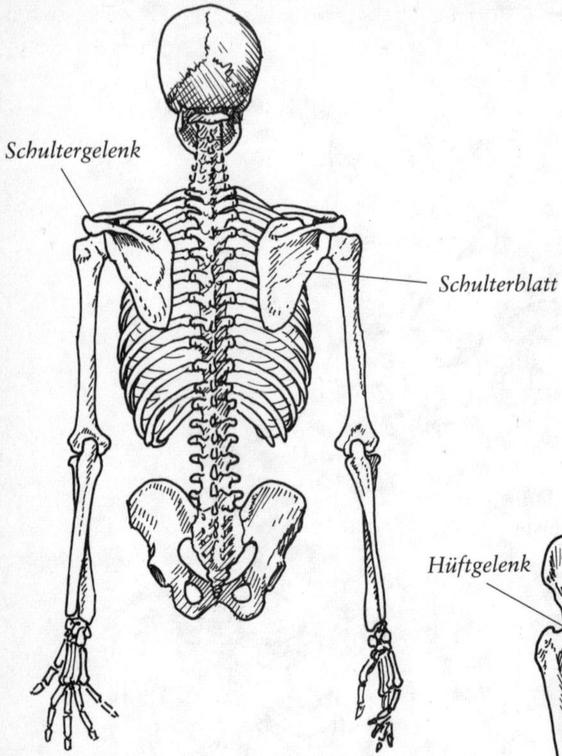

Abb. 6

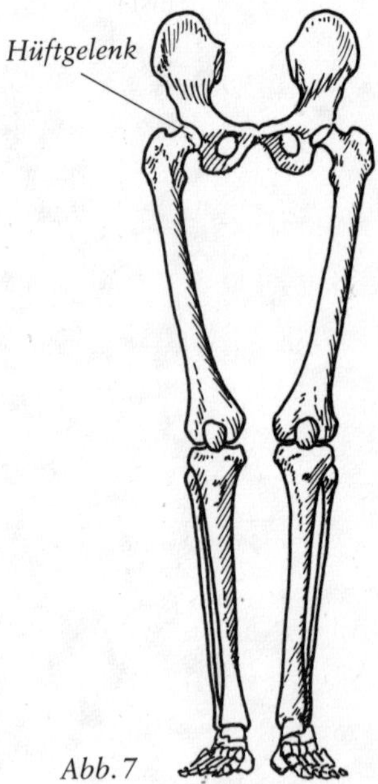

Abb. 7

Knochen gibt außer der biegsamen Wirbelsäule. Noch weiter unten liegen Kreuzbein und Steißbein. Das Becken besteht aus drei Knochenpaaren, die fest miteinander verbunden sind. Mit dem Kreuzbein ist es durch das Sakroiliakalgelenk verbunden. Am Becken liegen die Hüftgelenke, durch die die Beine mit dem Oberkörper verbunden sind (vergleiche Abbildung 7). Das Hüftgelenk besteht aus einer Kugel und einer Gelenkpfanne. Ein Teil des Beckens bildet die Pfanne, in der die Kugel am oberen Ende des Oberschenkelknochens (*Femur*) ruht. Dank dieser Struktur besitzt auch das Bein potentiell ein großes Bewegungsspektrum. Die Wirbelsäule ist zwar sehr biegsam, läßt sich aber nicht im rechten Winkel abknicken. Eine rechtwinklige Beugung läßt sich nur erreichen, indem man das Hüftgelenk bewegt.

In den Beinen befinden sich drei Gelenkpaare: Hüftgelenke, Knie und Knöchel. Knie und Knöchel sind Scharniergelenke. Die Füße lassen sich bis zu einem gewissen Grad drehen und bilden den Gleichgewichtsmechanismus, auf dem der gesamte Körper ruht. Wie die Hände bestehen sie aus einer Vielzahl von Gelenken.

Wenn Sie die anatomischen Illustrationen in diesem Kapitel betrachten und die verschiedenen Körperteile bei sich selbst ausmachen, werden Sie schon bald eine klarere Vorstellung vom Aufbau Ihres Körpers haben. Besonders wichtig ist es zu wissen, wo sich die wesentlichen Gelenke befinden. Die Kenntnis des Körperaufbaus wird Ihnen helfen, mehr Flexibilität und Freiheit in der Bewegung zu erreichen.

Die Verbindung zwischen Geist und Körper

Alexander-Lehrer arbeiten mit den Händen, um den Schülern eine ganz spezifische Art des Körpergebrauchs zu vermitteln, die ein freies und effizientes Funktionieren fördert. Der Lehrer legt die Hände auf den Schüler, um dessen Körper sanft zu führen, gibt aber auch verbale Anleitungen, etwa um die Grundlagen der Anatomie zu vermitteln, die Konzepte der Inhibition und der geistigen Anweisung zu erklären und die Schüler daran zu erinnern, wie sie das Denken auch während der körperlichen Aktivität keineswegs einstellen sollen. Die körperliche Berührung und die Informationen zielen auf dasselbe ab: dem Schüler zu helfen, Denken und Körperfunktion zu einer integralen Einheit zu koordinieren.

Zu Alexanders Zeiten wurden Geist und Körper als vollkommen getrennt voneinander betrachtet, und der Geist galt als dem Körper überlegen. Das Außergewöhnliche an Alexanders Arbeit liegt zum Teil darin, daß er schon in den neunziger Jahren des letzten Jahrhunderts verstand, wie wichtig es ist, Geist und Körper als zusammenwirkend zu begreifen, wenn man auf einen effizienten Gebrauch des Körpers abzielt. Alexanders große Leistung bestand darin, eine praktische Methode zur Integration dieser beiden Ebenen entwickelt zu haben.

Auch heute noch begreifen manche Menschen Geist und Körper als getrennt voneinander. In der Schule lernen wir, daß das Gehirn die Aktivitäten des Körpers steuert. Viele Menschen glauben, daß ihre Persönlichkeit oder ihr Wesen im Geist wohnt. Sie betrachten den Körper nur als eine Art Anhängsel des Kopfes, als ein für den Transport des Kopfes notwendiges Vehikel. Die Menschen wissen oft nicht viel über ihren Körper und seine Funktionen. Zwar ist ihnen undeutlich bewußt, daß er manchmal weh tut oder verspannt ist, doch sie wissen nicht, wie sie Kontrolle über ihn ausüben können.

Es ist ein Fehler, sich Geist und Körper als voneinander getrennt vorzustellen, denn der eine ist ohne den anderen nutzlos. Ohne Gehirn hätten wir keine leitende Intelligenz, um unsere Tätigkeiten zu ordnen, und ohne Körper gäbe es keine Möglichkeit, etwas auszuführen oder unsere Gedanken in Handlungen umzusetzen. Es ist wahr, daß wir unsere Gedanken sind, aber wir sind auch unser Körper und unser Verhalten. Und selbst wenn wir rational begreifen, daß Geist und Körper eine Einheit sind, fehlen uns möglicherweise die Fertigkeiten, diese Einheit wirksam zu nutzen.

Hier ein Beispiel, wie Geist und Körper miteinander auf Kriegsfuß stehen können, ein Beispiel, das jedem Alexander-Lehrer vertraut sein wird, weil es ihm so oft während des Unterrichts begegnet: Ein Anfänger kommt in die Alexander-Stunde, begierig, die Technik zu erlernen und alles richtig zu machen. Der Lehrer legt die Hand auf den Nacken des Schülers und fordert ihn auf, nichts mit seinen Muskeln zu tun, sondern einfach nur die Gedanken zu denken, die ihn der Lehrer zu denken bittet. Dann gibt er ihm die Anweisung, den Hals lockerzulassen, so daß der Kopf sich frei nach vorn und oben bewegen kann. Der Schüler reagiert, indem er den Kopf krampfhaft zurückzieht, um ihn weiter nach vorn zu schieben. Obwohl er weiß, daß er mit den Muskeln nichts tun soll, ist das Verlangen, eine korrekte Leistung zu bieten, stärker als die Macht der Inhibition. In dem Bemühen, alles richtig zu machen, tut er genau das Falsche. Sein Geist/Körper läuft in zweierlei Hinsicht nicht synchron: Erstens ist er nicht in der Lage, die unerwünschte Aktivität zu inhibieren, zweitens kann er das Verlangen, alles richtig zu machen, nicht beherrschen. So setzt er überflüssige Muskelspannung ein. Körper und Geist arbeiten nicht zusammen auf ein gemeinsames Ziel hin, sondern der Körper arbeitet gegen den Geist. Paradoxerweise tritt diese Situation deswegen ein, weil der Schüler unbedingt sein Ziel erreichen will: die Anweisungen korrekt zu befolgen.

Heutzutage beschäftigen sich viele Wissenschaftler mit der Frage, wie Körper und Geist aufeinander wirken und wie der Geist genutzt werden kann, um den Körper zu heilen. Bücher, in denen es um die Beziehungen zwischen Geist und Körper geht, wie *Der Arzt in uns selbst* von Norman Cousins, *The Relaxation Response* von Herbert Benson und *Prognose Hoffnung* von Bernie Siegel sind zu Bestsellern geworden. Cousins beschreibt, wie er sich mit Hilfe von Lachen und positivem Denken selbst von einer schweren Krankheit geheilt hat; Benson stellt Meditation als medizinisch probate Methode zur Streßreduzierung vor; und *Prognose Hoffnung* zeigt, daß positives Denken und Visualisationen bei der Behandlung ernster Krankheiten unterstützend wirken können. Es gibt verschiedene Hinweise darauf, daß Streß das Immunsystem angreifen und den Betreffenden anfälliger für Krankheit machen kann, während ein gesunder Körper und eine allgemein positive Lebenseinstellung zur Stärkung des Immunsystems beiträgt. Bis diese Theorien in Medizinerkreisen breite Anerkennung finden, sind sicher noch weitere Belege erforderlich, doch schon jetzt arbeiten Krankenhäuser und viele Einzelpersonen mit einigen der in diesen Büchern vorgestellten Techniken. Krankenhäuser und Schmerzkliniken verwenden außerdem Selbsthypnose, Biofeedback und Visualisationen, um Schmerzen und Streß zu reduzieren.

Vielleicht sollte man die Alexander-Technik nicht mit diesen Methoden vergleichen, die für sich ganz bestimmte therapeutische Ergebnisse in Anspruch nehmen. Alexander-Lehrer sind *Lehrer* und *nicht Therapeuten*. Die Alexander-Technik ist ein Erziehungsprozeß, der die Schüler lehrt, sich und ihren Körper freier und leichter zu gebrauchen. Dennoch stellen sich oft gesundheitlich positive Begleiterscheinungen ein, etwa die Verminderung von Streß, Anspannung und Schmerzen. Wir sind keine Ärzte und keine Geist/Körper-Wissenschaftler. Unser Beweismaterial ist empirisch und praktisch. Es basiert auf dem, was wir an uns selbst und Tausenden von Schülern beobachtet und erfahren haben. Wir haben entsprechende Fallbeispiele ausgewählt und Personen interviewt, die Alexander-Unterricht genommen haben, um zu zeigen, wie diese Menschen die Beziehung zwischen Körper und Geist erfahren haben.

Als Lehrer arbeiten wir tagtäglich mit Menschen und fordern sie auf, bestimmte Dinge zu denken, um Veränderungen in ihrem Körper zu bewirken. Es geht uns darum, physische Freiheit, Leichtigkeit und Offenheit zu fördern, so daß sich Muskeln und Gelenke mit optimaler Effizienz bewegen können. Anders als manche Lehrer sonst, weisen wir unsere Schüler nicht an, sich den Körper als einen mit Helium gefüllten Ballon zu denken oder sich vorzustellen, daß die Spannung wie Wasser durch das Abflußrohr einer Badewanne aus dem Körper abläuft – das heißt, wir arbeiten nicht mit dem, was man gemeinhin «Visualisierungen» nennt. Der Alexander-Lehrer ist daran interessiert, daß die grundlegenden anatomischen Strukturen des Körpers, also die Knochen, die Muskeln und das Nervensystem, das Botschaften vom Gehirn an die Muskeln übermittelt, zusammenarbeiten. Alexander-Lehrer setzen ihre Hände ein, um den Schülern zu zeigen, wo die entscheidenden Gelenke liegen. Außerdem arbeiten sie oft mit anatomischen Tafeln und Skeletten, um die Schüler mit ihrer Körperstruktur vertraut zu machen und ihnen zu zeigen, wie der Körper seinem Aufbau gemäß funktionieren sollte. Dann fordern wir die Schüler auf, dieses Wissen auf ihren eigenen Körper anzuwenden. Jede verbale Information, die wir einem Schüler geben, bezieht sich gewöhnlich direkt auf Funktion und Aufbau seines Körpers und auf die Möglichkeiten, den Körper denkend zu beeinflussen.

Zunächst kommt die Geist/Körper-Verbindung unseren Schülern oft geradezu magisch vor, für Alexander-Lehrer aber ist sie einfach eine Tatsache. Wir können bestimmte Veränderungen in unserem Körper stattfinden lassen und wissen genau, daß sie stattfinden werden, weil wir es am eigenen Körper wieder und wieder erfahren haben. Wenn eine Alexander-Lehrerin ihren Hals auffordert, sich zu lösen, wird eine Botschaft vom Gehirn durchs Nervensystem an die Muskeln geschickt, und die Muskeln geben die überflüssige Anspannung auf. Außerdem haben wir diese Veränderungen an Tausenden von Schülern beobachten können. Die durch Gedanken hervorgerufenen Veränderungen der Nerven- und Muskeltätigkeit lassen sich durch Elektromyographie (EMG – eine Methode zur elektronischen Messung der Muskelspannung) nachweisen. EMG-Untersuchungen haben gezeigt, daß während der Alexander-Arbeit tatsächlich die Muskelspannung zurückgeht und die Wirbelsäule länger wird. Da die Lösung der Muskelspannung durch Gedankenkraft neuen Schülern nicht vertraut ist, kommt sie ihnen zunächst oft mysteriös vor. Mit der Zeit aber werden sie geschickter, senden selbst erfolgreich Botschaften an ihren Körper, der Vorgang erscheint ihnen weniger überraschend und wird zu einem verläßlichen Instrument der Veränderung.

Wie bei jeder Fertigkeit, die der Mensch lernt, ist auch hier Training erforderlich. Schließlich spielt man auch nicht in der ersten Klavierstunde gleich Mozart, sondern beginnt mit Tonleitern, geht zu etwas schwierigeren Übungen über, spielt dann einfache Lieder und schließlich auch komplexere Melodien. Dasselbe gilt für die Alexander-Technik. Erst lernt man, die übermäßige Anspannung im Körper zu inhibieren und dem Körper neue Verhaltensanweisungen zu geben. Er befolgt die Instruktionen, so gut er es zum jeweiligen Zeitpunkt kann. Während man weiter auf diese Weise auf sich einwirkt, wird der Prozeß immer leichter. Man erreicht immer neue Bewußtheitsniveaus, und die sensorischen Rückkopplungsmechanismen werden auch für subtilere Botschaften empfänglich.

Wenn Sie erst beginnen, sich mit der Alexander-Technik zu beschäftigen, werden Sie oft innehalten und inhibieren müssen. Immer wieder werden Sie sich plötzlich in irgendeiner ungünstigen Körperhaltung wiederfinden, ohne recht zu wissen, wie es dazu kam. Zum Beispiel kann Ihnen plötzlich auffallen, daß Sie zusammengesackt vorm Fernseher lümmeln oder sich beim Händewaschen übers Waschbecken krümmen. Dann halten Sie inne und inhibieren, senden an sich selbst die Anweisungen, die Ihnen aus der Situation heraushelfen können, und setzen Ihre Tätigkeit mit verbessertem Körpereinsatz fort. Praktisch sagt der Geist dabei zum Körper: «He, paß mal auf, was tust du denn da? Du bist ja völlig verkrampft.» Während Sie weiter mit der Alexander-Technik arbeiten, wird Ihr sensorischer Apparat immer sensibler werden. Schließlich wird der Körper Sie umgehend informieren, wenn Sie ihn effizienter gebrauchen könnten, und die Veränderungen werden sich mehr und mehr verfeinern. Sie können zum Beispiel gut aussehen und sich ziemlich aufrecht halten und doch eine gewisse Schwere im Körper spüren. In diesem Fall wird der Körper zum Geist sprechen, indem er Botschaften von Schmerz oder Unbehagen ans Gehirn sendet. Sobald der Geist durch diesen sensorischen Mechanismus auf das Problem aufmerksam geworden ist, können Sie zu sich selbst sagen: «Ich fühle mich irgendwie schwer und ungelenk, also setze ich den Körper vermutlich nicht optimal ein. Am besten denke ich mal meine Anweisungen.» Sie sehen: Manchmal spricht der Körper zum Geist, und manchmal ist es umgekehrt.

Wenn wir Gruppen unterrichten, arbeiten wir mit einer Übung, an der sich recht gut zeigen läßt, wie der Geist auf den Körper einwirkt. Jeder Schüler sucht sich einen Partner; der eine setzt sich auf einen Stuhl, der andere steht ihm gegenüber. Daraufhin fordern wir alle Sitzenden auf, sich vorzustellen, sie seien tonnenschwer. Nun müssen die Stehenden versuchen, die anderen irgendwie vom Stuhl herunterzubekommen, ohne sich oder die Partner zu verletzen. Meist gibt es ein großes Gelächter, wenn die Stehenden sich abstrampeln, um die schweren unbeweglichen Körper von den Stühlen zu hieven. Es spielt keine Rolle, wie leicht die sitzende Person in Wirklichkeit ist, denn auch ein zierliches Mädchen von 45 Kilo kann sich durch Denken ganz schön schwer machen. Schließlich fordern wir die Sitzenden auf, jene Alexander-Anweisungen zu denken, die Freiheit und Leichtigkeit im Körper fördern. Jetzt lassen sie sich leicht vom Stuhl hochziehen. Die Veränderung der gedanklichen Abläufe verändert das Gleichgewicht des Körpers, und ein Körper im Gleichgewicht ist sehr leicht zu bewegen.

Eine der Fragen, die wir unseren Schülern im Zuge der Interviews für dieses Buch gestellt haben, bezog sich auf ihre Geist/Körper-Vorstellung. Es folgt eine Zusammenfassung ihrer Antworten, die die Verbindung zwischen beiden auf direkte und praktische Weise erklären.

Viele Schüler meinten, daß Geist, Körper und Emotionen als koordinierte Einheit zusammenwirken. Sie haben entdeckt, daß sich ihre Lebenseinstellung ändert und sie optimistischer werden, wenn die Zusammenarbeit zwischen Körper und Geist reibungsloser läuft. Ein Student sagte: «Es ist mir unmöglich, gleichzeitig die Anweisungen zu denken und deprimiert zu sein. Ich glaube, das eine schließt das andere aus.» Ein anderer stimmt ihm zu: «Die Freiheit und die Veränderungen in meiner Muskulatur wirken sich aufs Denken aus. In der Unterrichtsstunde scheint sich etwas in meiner Psyche zu lockern, so daß ich neue Einsichten über mich selbst gewinne. Ich durchschaue mein eigenes Verhalten mehr.»

Die erste Frage, die wir in diesem Zusammenhang stellten, lautete: «Glaubst du, daß Geist und Körper miteinander verbunden sind?» Nicht einer der Schüler stellte diese Verbindung in Frage oder zögerte mit der Antwort. Viele antworteten rasch und spontan wie Ben: «Absolut! Keine Frage! Geist und Körper sind ein untrennbares Team!» Weiter sagte er:

> Wenn ich meine Kunstwerke bei den Kunden abliefere, gehe ich viel zu Fuß. Ich brauche das einfach als Training. Wenn es dabei im Rückgrat knirscht, sagt mir der Körper, daß ich aufhören soll, und ich gebe ihm die Alexander-Anweisungen. Anfangs habe ich mir die Anweisungen wieder und wieder vorgesagt, hatte jedoch nicht das Gefühl, daß sich viel veränderte. Ich bekam von meinem Körper wenig Feedback. Heute signalisiert mir mein sensorischer Apparat weit öfter, wenn ich mich verspanne, und der Körper reagiert wesentlich rascher, wenn ich die Anweisungen denke. Es muß eine Verbindung zwischen Geist und Körper geben, sonst würden sie ja nicht miteinander sprechen!

Viele Schüler erklärten, sie könnten sich Körper und Geist gar nicht mehr getrennt vorstellen. Helena sagte: «Es sind zwei Aspekte derselben Sache. Manchmal spricht der eine lauter als der andere, deshalb hört man zunächst ihm zu. Ich bekomme von meinem Geist Botschaften über meinen Körper, und vom Körper Botschaften über den Geist.» Es sei, als empfange sie Informationen von zwei unterschiedlichen Orten, aber dennoch aus derselben Quelle. Wenn sie während des Alexander-Unterrichts etwas über sich selbst lerne, geschehe etwas in ihrem Körper, was alsbald vom Geist als wichtig registriert wird: «Fast so, als würde die Information plötzlich auf einen Bildschirm im Kopf gezaubert. Dann denke ich: ‹Aha! Das habe ich also all die Jahre mit meinem Körper falsch gemacht.›» Wie Ben erlebt Helena einen Dialog zwischen zwei Aspekten ihres Selbst.

John berichtete, wie es ihm ergeht, wenn Geist und Körper nicht zusammenarbeiten: «Bevor ich mit dem Alexander-Unterricht angefangen hatte, schienen Körper und Geist bei mir in unterschiedlichen Rhythmen zu funktionieren. Der Geist arbeitete sehr rasch und war mir ständig voraus, und der Körper hatte das Nachsehen. Ich war wie ein Auto, das mit durchdrehenden Rädern steckenbleibt: Der Geist raste voraus, aber ich kam kein Stück weiter.» Mit Hilfe der Alexander-Technik konnte John sich von diesem Verhaltensmuster befreien und lernen, in einem Tempo zu denken, das der natürlichen Geschwindigkeit seines Körpers eher entspricht. Er nennt es «Körpertempo»: «Wenn es mir gelingt, im Körpertempo zu arbeiten, fühle ich mich koordiniert. Ich sehe über Dinge hinweg, die mich früher gestört haben; und bin in Einklang mit mir selbst. Ich nehme einen Dialog zwischen Körper und Geist wahr, und es macht mir geradezu Spaß, alltägliche Bewegungen auszuführen.» Da er sich seiner Denkvorgänge bewußter geworden ist und mehr Kontrolle über sie hat, kann er seine Vorstellungskraft auf neue Weise einsetzen: «Ich sehe mir unheimlich gern Sportveranstaltungen an. Viele Sportarten werde ich nie beherrschen, trotzdem kann ich mich dafür begeistern, weil ich mich gedanklich in den Körper der Sportler hineinversetzen und fühlen kann, was sie tun. Das verschafft mir große Befriedigung.»

Emily, eine Lehrerin, äußerte sich folgendermaßen:

> Ich glaube, niemand weiß Genaues über das Zusammenwirken von Geist und Körper, doch für mich ist klar, daß es existiert. Der Zustand meines Körpers beeinflußt die Art und Weise, wie ich denke und fühle, mein Selbstbild und meine Vorstellungen. Umgekehrt beeinflußt auch der Zustand des Geistes den Körper. Meine Vorstellungen und mein Selbstbild bestimmen mit, wie ich meinen Geist und meinen Körper sehe; also sind sie alle auf komplexe Weise miteinander verbunden und nicht zu trennen. Ich weiß, daß ich durch Inhibitionen und Anweisungen alles befreien kann – Geist, Körper, Emotionen. Auch mein Selbstbild wird positiv beeinflußt.

Einer nach dem anderen sprachen die Schüler davon, wie Geist und Körper miteinander verflochten seien und wie beruhigend es sei, ein Werkzeug zu haben, mit dem man Kontrolle über sich selbst ausüben kann. Eine Studentin, Emilia, sagte: «Ich verspanne mich als Reaktion auf Streß; das ist mein angelerntes Verhalten. Wenn ich mich jetzt dabei erwische, daß ich Nacken und Schultern verspanne, kann ich etwas dagegen machen. Ich habe gelernt, daß ich durch Denken Kontrolle auszuüben vermag, daß ich fähig bin, die Muskeln sich entspannen zu lassen. Der Weg zu dieser Fähigkeit führt über das Denken. Ich trainiere mir mit Hilfe der Alexander-Methode neue Reaktionsmuster für Streßsituationen an.» Emilia benutzt ihren Geist, um sich einen Augenblick Zeit zum Inhibieren zu nehmen, so daß der Körper eine andere Reaktion auf den Streß wählen kann.

Ein anderer Schüler, Jim, wies darauf hin, daß wir die Fähigkeit besitzen, jeden einzelnen Teil unseres Körpers bewußt wahrzunehmen, und mit einiger Übung sogar den ganzen Körper gleichzeitig: «Es gibt eine Intelligenz, die den ganzen Körper durchzieht. Alles erwacht, wenn es einem gelingt, alle Teile mit dem Ganzen zu verbinden. Es ist, als ob jede Zelle Geist oder Intelligenz besäße. Indem man das Gehirn benutzt, um mit einem bestimmten Körperteil Kontakt aufzunehmen, kann man diesen Teil einbeziehen und ihn aktiv und bewußt werden lassen.»

Bei Jane hat sich die Beobachtungsgabe beträchtlich verschärft, seit sie Alexander-Unterricht nimmt. Sie meint, Gedanken, Gefühle und Bewegungsabläufe seien direkt miteinander verbunden: «Ein Mangel an Zusammenhang im Denken verrät sich durch ruckartige Körperbewegungen, hektischen Allgemeinzustand und ruhelose Augen.» Weiter sagt sie: «Die entscheidende Frage ist, ob man eine funktionierende Einheit ist oder eine nichtfunktionierende.» Ihr Ehemann Kevin ist ebenfalls der Meinung, daß Geist und Körper zusammenwirken, wobei unwichtig sei, ob wir uns dessen bewußt sind oder nicht: «Sie arbeiten immer zusammen. Wir haben die Wahl, sie auf einer Ebene höherer Fertigkeit und höheren Bewußtseins kooperieren zu lassen oder auch nicht. Eine Disziplin, die die Menschen lehrt, sich ihrer selbst während ihrer Bewegungen und Aktivitäten bewußt zu sein, und verschiedene Wahlmöglichkeiten für das Verhalten eröffnet, läßt beide effizienter und leichter zusammengehen.»

Bevor er Alexander-Unterricht genommen hatte, wollte David nichts von Anatomie und Körperfunktionen wissen und fühlte sich geradezu unwohl, wenn er über solche Dinge nachdachte. Für ihn war nur wichtig, was in seinem Kopf stattfand. Fast hätte er sich gewünscht, keinen Körper zu haben: «Ich habe meinen Körper verleugnet und nie die Verantwortung dafür übernommen. Ich denke, das ist ein klassisches Problem. Mein Körper war sehr verspannt und verkrampft. Ich dachte, ich könnte ihn durch monotone Bodybuilding-Übungen verändern, mit anderen Worten, indem ich ihn einfach gedankenlos hin- und herbewegte. Dann wurde mir klar, daß ich in gewisser Hinsicht vor meinem Körper Angst hatte, Angst, daß er nicht das tun würde, was ich von ihm wollte. Ich stellte ihn mir als völlig getrennt von meinen Denkprozessen vor. Irgendwie verabscheute ich ihn auch.» David hat lange gebraucht, aber schließlich lernte er, seinen Körper zu akzeptieren. Langsam lösten sich die Verspannungen, und der Körper begann, sich fließend und locker zu bewegen, anstatt steif und schmerzhaft zu sein.

Sue versuchte zu beschreiben, wie es für sie ist, wenn Körper und Geist zusammenarbeiten: «Es ist schwer zu beschreiben – ein Gefühl der Ganzheit, der Vollständigkeit, als ob alles in mir mit allem anderen verbunden ist. Das Gehirn ist mit den Füßen und allem anderen, was dazwischen liegt, verbunden. Wenn diese Verbindungen nicht da sind, habe ich das Gefühl, daß die Einzelteile einander bekämpfen.» Ähnlich ist auch Kittys Erfahrung: «Nach einer Unterrichtsstunde vibriere ich förmlich und fühle mich sehr lebendig. Dann komme ich mir eher wie ein Energiesystem vor und nicht wie ein Haufen Fleisch und Knochen, den ich durch die Stadt schleppen muß.»

Viele Schüler sagten, mit das Wichtigste, was sie durch die Alexander-Technik gelernt hätten, sei die Möglichkeit, mehr Kontrolle über ihren Körper auszuüben. Jeremy meinte, ihm sei klar gewesen, daß seine schlechte Haltung körperliche Beschwerden verursachte. Zunächst wollte er das Problem durch Sport in den Griff bekommen: «Ich schwimme jeden Tag ein paar Kilometer. Ich dachte, das würde gegen die schlechte Haltung helfen, aber eigentlich änderte es überhaupt nichts an den falschen Bewegungsgewohnheiten. Dann dachte ich, ich könnte dem Problem mit konsequentem Krafttraining beikommen. Zum Glück hatte ich damals dafür keine Zeit.» *Zum Glück* sagt er, weil er meint, er hätte seinen Körper damals so mangelhaft gebraucht, daß er sich mit Sicherheit beim Training verletzt hätte.

Nachdem er die Alexander-Technik kennengelernt hatte und den Körper besser zu nutzen wußte, konnte er unbesorgt mit dem Training anfangen: «Es war eine Erleuchtung für mich, daß man den Körper verändern kann, indem man sich in einen bestimmten Geisteszustand versetzt. Es ist eine geistige Disziplin. Zuerst mußte ich lernen, meine Einstellungen zu ändern – alte Einstellungen verlernen und eine neue Geisteshaltung entwickeln. Das war nicht immer leicht. Es ist ein Prozeß, der mit der Zeit immer tiefer wird. Manchmal ertappe ich mich dabei, wie ich wieder in die alten Gewohnheiten verfalle, doch heute kann ich mich selbst daraus lösen. Ich trainiere besser, schneller und wirkungsvoller und atme tiefer.»

Alphonse erkannte, daß seine alte Einstellung zum Training – mit aller Kraft nach Höchstleistungen zu streben – im Grunde nur schädlich war. Er merkte, daß er viel erfolgreicher trainieren konnte, seitdem er in der Lage war, den Körper loszulassen, sich auf die Muskelgruppen zu konzentrieren, die an der jeweiligen Übung beteiligt sein sollten, und den Atem nicht anzuhalten.

Auch Clare ist der Meinung, daß sich zunächst die Einstellung ändern muß, wenn Geist/Körper besser funktionieren sollen: «Ich ärgere mich, wenn jemand die Alexander-Technik als ‹Körperarbeit› bezeichnet. Manche Leute haben anscheinend nicht begriffen, daß ihr eigenes Denken ihnen Probleme bereiten kann, auch wenn sie äußerst intelligent und gebildet sind. Sie fragen: ‹Wodurch sind Körper und Geist miteinander verbunden?› Darauf antworte ich: ‹Es ist unvorstellbar, daß sie es *nicht* sind.› Selbst wenn die Koordination überhaupt nicht klappt, arbeiten Körper und Geist zusammen, schlecht zwar, aber der eine beeinflußt immer noch den anderen.»

Chuck und Carrie beschrieben, wie der geistige Streß, den sie sich auferlegten, sich körperlich manifestierte. Chuck sagte: «Früher habe ich im Schlaf die Zähne so fest zusammengebissen, daß die Kiefer beim Aufwachen wahnsinnig weh taten. Ich habe meine Gefühle festgehalten, also mußte ich auch den Körper festhalten.» Für Carrie ist die Geist/Körper-Verbindung sonnenklar: «Wenn ich emotional angespannt bin, verkrampfen sich meine tieferliegenden Rückenmuskeln. Wenn ich emotional sehr angespannt bin, macht mein Rücken nicht mehr mit. Und emotional angespannt bin ich dann, wenn ich meine Gefühle zurückhalte und anderen nicht sage, daß ich sauer bin. Solange ich meine Gefühle ausdrücke, habe ich auch keine Rückenprobleme.» Mehrere Schüler sagten, sie hätten ihre Psychoanalyse abkürzen können, indem sie sich mit Hilfe der Alexander-Technik von überflüssigen Spannungen befreit hätten.

Kevin, Alexander-Schüler und praktizierender Psychotherapeut, meint dazu: «Wenn der Geist denkt, daß wir so und so sind, reagiert der Körper entsprechend, und wir werden so, wie wir ihn benutzen. Überzeugungen haben einen sehr starken Einfluß auf den Körper. Wenn ich glaube, ich sei ein Opfer der äußeren Umstände, werde ich auch eine dieser Einstellung entsprechende Haltung einnehmen, die wiederum den Glauben verstärkt. Zu jeder geistigen Einstellung gehört ein körperlicher Ausdruck, das kann man ohne weiteres erkennen, wenn man mit offenen Augen durch die Straßen geht. Es gibt eine universale Körpersprache.»

Jessica machte eine Erfahrung, die nicht jedem Schüler zuteil wird: Wenn die Lehrerin an ihrem Körper arbeitete und er gelöst war, stiegen in ihr Erinnerungen aus der Vergangenheit auf, emotionale Traumata, auf die sie zum Zeitpunkt des Geschehens keine emotionale Reaktion hatte zeigen dürfen oder können: «Während der Körper sich löste und veränderte, erlebte ich viele plötzliche Rückblenden, Einsichten in frühere Reaktionen. Ich verstand auf einmal, warum ich mich früher so oder so verhalten habe. Es war kein Prozeß sorgfältiger Reflexion, sondern die Erinnerungen kamen einfach an die Oberfläche.» Nach Ansicht des Psychologen Wilhelm Reich können emotionale Traumata irgendwie in den Muskeln steckenbleiben, wenn die Betroffenen – insbesondere Kinder – zum Zeitpunkt des Traumas ihre Gefühle nicht ausgedrückt haben (etwa weil sie es unter den damaligen Umständen nicht konnten). Wilhelm Reich nannte dieses Phänomen «Körperpanzerung». Wenn die Muskeln sich später in einer beschützenden Umgebung lösen, signalisiert das dem Gehirn, daß das Trauma nun bearbeitet werden kann.

Katy erzählte, wie sie dazu kam, Alexander-Stunden zu nehmen. Sie hatte gerade die Abschlußprüfung am College gemacht und war nach New York gezogen, da schenkte ihre Mutter ihr eine Reihe von Alexander-Stunden. Katy wollte Tänzerin werden, kam aber nicht recht voran. Sie war deprimiert: «Ich hatte damals mit vielen emotionalen Belastungen zu kämpfen. Dabei hat mich meine Alexander-Lehrerin sehr unterstützt. In den Stunden habe ich oft geweint, hatte aber das Gefühl, daß das völlig in Ordnung war. Die Stunden waren für mich eine einzigartige und bewegende Erfahrung, voller geheimnisvoller und wunderbarer Vorgänge. Ein Teil von mir war wach und registrierte die Ereignisse, ein anderer schlief und war völlig unbewußt. Trotzdem wußte ich irgendwie, daß er schlief.» Katy sagte, ihr Körper habe den emotionalen Streß und die Anspannung, unter denen sie litt, auf der physischen Ebene ausgedrückt. Als die körperlichen Spannungen nachließen, besserte sich auch ihre emotionale Verfassung. Sie stellte fest, daß sie fast die Gabe des Dritten Auges hatte und damit beobachten konnte, was in ihrem Geist, ihrem Körper und ihrer Gefühlswelt vorging. Dadurch entdeckte sie neue Perspektiven und erlangte die Fähigkeit, ihr Verhalten bewußt zu bestimmen.

Falls Ihr Körper nicht effizient funktioniert, haben Sie womöglich den Eindruck, daß Geist und Körper gegeneinander arbeiten oder daß Sie überhaupt nur einen von beiden wahrnehmen können. Doch ob Sie nun im Gleichgewicht sind oder nicht, Geist und Körper bilden immer ein Team. Ob die beiden gut aufeinander eingespielt sind und miteinander harmonisieren, liegt in Ihrer Hand. Durch die Arbeit mit Alexanders Konzepten der Inhibition und der geistigen Anweisung können Sie mehr Klarheit im Denken gewinnen und den Körper fließender und leichter gebrauchen. Dadurch wiederum werden Sie im Alltag besser funktionieren und mehr Freude haben.

Selbstbild und psychische Faktoren

Ein Alexander-Lehrer ist kein Psychotherapeut, doch da die Alexander-Technik Geist und Körper einbezieht, muß sich der Lehrer gelegentlich mit den Selbstbildern der Schüler auseinandersetzen, mit der Art und Weise, wie sie gewohnt sind, über sich selbst zu denken. Aufgabe des Lehrers ist es, Ihnen zu zeigen, wie Sie habituelle Reaktionen auf Reize inhibieren können, so daß Sie offenbleiben und ihre Reaktionen frei wählen können. Sie entscheiden selbst, ob Sie die Alexander-Prinzipien zur Verbesserung ihrer Körpermechanik und ihrer Bewegungen nutzen wollen, und Sie entscheiden auch, ob Sie die Alexander-Prinzipien voll in Ihr Leben integrieren wollen. Wenn Sie sich *dafür* entscheiden, wird der Augenblick der Inhibition für Sie nicht nur der Punkt sein, an dem Sie den mangelhaften Gebrauch Ihres Körpers stoppen, sondern ein Punkt, an dem Sie abwägen, wie Sie auf jeder Ebene, also auch auf der geistigen und emotionalen, reagieren möchten.

Leider haben viele Menschen eine schlechte Meinung von sich. Ihr Selbstbild zum Beispiel kann ein Konglomerat sein von Urteilen anderer über ihre Person, ihre Herkunft, Bildung, Abstammung. Da wir mit unseren Selbstbildern oft seit frühester Kindheit leben, fällt es uns schwer, sie zu ändern, selbst wenn sich die äußeren Umstände verändert haben. Wenn Sie als Mädchen pummelig waren und heute eine schlanke, attraktive Frau sind, kann dennoch in Ihrem Kopf nach wie vor die fixe Idee vorherrschen, sie seien zu dick. Wenn Sie als Junge bei anderen Kindern nicht beliebt waren, ist es möglich, daß Sie sich noch heute als den «Doofen» sehen, obwohl Sie mittlerweile ein beliebter, erfolgreicher Mann sind.

Auch das persönliche Auftreten ist ein Aspekt des Selbstbilds. Eine Studentin sagte, sie hätte durch die Alexander-Technik gelernt, ihr Aussehen zu akzeptieren: «Mein Selbstwertgefühl war immer sehr gering. Ich schaute mich im Spiegel an und wandte mich sofort wieder ab. Ich konnte mein Äußeres nicht akzeptieren. Ich hatte kein Vertrauen in meine Fähigkeiten; traute mir nichts zu. Heute kann ich mich anschauen, ohne aufzustöhnen.» Eine andere berichtete: «Ich habe trainiert und trainiert und trainiert. Fanatisch. Mit Hilfe der Alexander-Technik wurde mir klar, daß ich zu einem bestimmten Körpertyp gehöre und an meinem Körperbau nichts ändern kann. Ich erkannte, daß ich zwar nicht gerade zierlich bin, aber auch keineswegs dick. Da entspannte ich mich. Ich trainierte weniger und genoß dafür das Training mehr. Ich bin so dankbar, daß ich mich heute mögen kann.» Eine dritte erzählte:

Früher fühlte ich mich immer unwohl und unattraktiv, wenn ich mich zufällig in einem Spiegel oder einem Schaufenster sah. Heute dagegen schaue ich manchmal ganz bewußt in den Spiegel, und es geht mir gut dabei. Wenn ich aber einen schweren Tag habe, sehr müde oder deprimiert bin und mich dann sehe, kann es mir passieren, daß das alte negative Gefühl wieder auftaucht. Aber das läßt sich auf der Stelle ändern, indem ich inhibiere und Anweisungen gebe. Wenn ich die Spannung inhibiere, habe ich eine weit bessere Meinung von mir; ich fühle mich nicht so ungelenk. Auch meine Mutter hat diese Veränderungen bemerkt: In letzter Zeit freut sie sich, wenn ich mich für Bewerbungsgespräche schick anziehe, weil ich die ständige Verteidigungshaltung abgelegt habe und der Welt viel offener begegne. Ich kann mich schminken, ein tolles Kleid anziehen, mich der Welt präsentieren und habe meine Freude daran. Diese Einstellung spiegelt mein Körper wider. Es ist verblüffend, aber es macht auch großen Spaß. Da kommt ein ganz anderes Selbst zum Vorschein.

Eine attraktive junge Frau mit wohlproportionierter Figur kam eines Tages in heller Aufregung ins Büro ihrer Alexander-Lehrerin. Es war zu Beginn des Sommers, und sie war felsenfest davon überzeugt, im Badeanzug schrecklich auszusehen. «Ich habe keine Schultern und sehe aus wie eine Birne!» behauptete sie. Die Lehrerin antwortete: «Das spielt sich alles in deinem Kopf ab. Du siehst dich als birnenähnlich, aber das stimmt nicht. Schau in den Spiegel!» Die Schülerin blickte in den Spiegel, war aber immer noch der Meinung, sie sähe wie eine Birne aus. Die Lehrerin sah, daß die Proportionen der jungen Frau perfekt waren, in den Schultern aber saß überflüssige Spannung. Also arbeiteten die beiden die ganze Stunde an den Schultern. Am Schluß der Stunde war die Spannung gelöst, und die Schultern hatten sich geweitet. Später sagte die Frau: «Nach dieser Lektion sahen nicht nur meine Schultern wunderbar aus, sondern auch in mir hatte eine grundlegende Veränderung stattgefunden, und ich fing an, anders über mich zu denken. Mein Selbstbild veränderte sich. Ich erkannte, daß meine Lehrerin recht hatte. Ich war überzeugt gewesen, ich hätte eine bestimmte Körperform und hatte dementsprechend alles getan, um diesem Selbstbild näherzukommen, indem ich die Schultern eng zusammenpreßte. Als sich das geistige Bild von meinem Körper veränderte, entspannte ich mich, die Schultern weiteten sich, und ich kaufte mir die nächste Bluse eine Nummer größer als bisher.» Wenn jemandem ein bestimmtes Bild vom eigenen Körper vorschwebt, paßt er seinen Körper diesem Bild an, indem er ihn buchstäblich verzerrt und verkrümmt. Dabei können Gesicht, Hals, Lendenwirbelbereich oder auch der ganze Körper verspannt und unansehnlich werden. Mit der Lösung der Spannung geht eine Verbesserung des Selbstbilds einher, eine Art positive Verstärkung.

Eine Frau schreibt es der Alexander-Technik zu, daß sie immer noch so jugendlich aussieht:

Beim zwanzigsten Jahrestag meiner High-School-Abschlußklasse war man übereinstimmend der Ansicht, daß ich mich äußerlich am wenigsten von allen verändert hatte. Das führe ich darauf zurück, daß meine Körperhaltung sich in den letzten zwanzig Jahren nicht verändert hat und daß ich mich locker bewege. Ich bin überzeugt, daß ich beides der Alexander-Technik verdanke. Alle anderen hatten eine viel schlechtere Haltung, die ihr Alter verriet. Mir aber sah man das Alter nicht an. Viele Leute kamen auf mich zu und sagten: «Du hast ja eine phantastische Haltung, was machst du für Übungen?» Ich hatte gerade ein Baby bekommen, und die Leute konnten einfach nicht glauben, daß ich schon 39 war; sie schätzten mich bis zu zehn Jahre jünger, als ich bin.

Manche Menschen meinen, mit dem Alter würde sich die Haltung automatisch verschlechtern; das muß aber keineswegs so sein. Wir kennen beide Männer und Frauen von über 60, über 70, ja sogar über 80 Jahren, die wunderbar aussehen und ihre physische Geschmeidigkeit nicht eingebüßt haben. Wenn keine medizinischen Probleme (wie Arthritis oder Osteoporose) vorliegen, die zur Einschränkung der Bewegungen und zur Verschlechterung der Haltung führen, gibt es keinen Grund, warum Sie Ihren Körper nicht bis an Ihr Lebensende gut gebrauchen sollten.

Viele Schüler berichten, daß sie nach der Alexander-Arbeit größer und schlanker wirken, daß ihre Gesichter sich entspannen und attraktiver aussehen, daß ihre körperlichen Bewegungen anmutiger werden und sie eine Art «Präsenz» oder Balance entwickeln, durch die sie sich selbstsicherer und zuversichtlicher fühlen. Einer unserer Schüler sagte: «Ich war der Inbegriff eines Trampels. Ich stieß gegen Türpfosten, blieb an der Teppichkante hängen und stolperte über Bordsteine. Jetzt besitze ich etwas, das ich mir nie erträumt hätte: inneres Gleichgewicht. Ich fühle mich innerlich gelassen, bin mir der Bewegungen meines Körpers bewußt und habe sie unter Kontrolle.» Ein anderer berichtet: «Bevor ich Alexander-Unterricht genommen habe, war ich sehr unsicher und hatte nur wenig Selbstvertrauen. Ich arbeitete hart und unter immensem Krafteinsatz. Wenn ich etwas erreichen wollte, tat ich immer viel zuviel. Das führte dazu, daß ich mich selbst einengte. Ich besaß weit weniger Freiheit und Flexibilität, als ich hätte haben können. Früher, bevor ich mit der Alexander-Technik anfing, schämte ich mich meines Körpers und hatte ungeheuer Angst, mich mit Emotionen auseinanderzusetzen.» Eine andere Schülerin sagte; «Ich werde von den Anforderungen des Lebens jetzt viel seltener auf dem falschen Fuß erwischt, ich bin nicht mehr so verdattert, wenn ich eine spontane Entscheidung treffen muß. Ich habe gelernt, nein zu sagen, wenn es sein muß – etwas, das ich früher nie konnte – und habe mich emotional besser unter Kontrolle.»

Viele Schüler berichten von einem Nachlassen der körperlich-geistigen Anspannung und des Drucks, dem sie sich selbst ausgesetzt hätten. Dieses Weniger an Spannung bewirkt, daß sie sich körperlich und geistig leichter fühlen. Einer unserer Studenten formulierte das so:

> Ich bin jetzt offen für Aktivitäten, die früher nicht in mein Selbstbild gepaßt hätten. Alles fühlt sich möglich und realisierbar an. Früher hatte ich mir sehr starre Konzepte zurechtgelegt: «Dies mach ich, aber das da auf keinen Fall!» Alles Neue schüchterte mich ein. Jetzt habe ich das Gefühl, ich kann alles, was ich will, ausprobieren und mit Hilfe der Alexander-Technik langsam, Schritt für Schritt, weiterentwickeln. Ich denke nicht mehr ständig daran, ob ich es auch gut genug mache, sondern nehme die Dinge so, wie sie im Augenblick sind. Das gilt auch für gesellschaftliche Situationen und mein Verhalten gegenüber anderen. Es macht mir unheimlich Spaß, neue Sachen auszuprobieren. Jetzt lerne ich sogar Congatrommel spielen!

Viele Menschen setzen sich ständig unter Druck und gestatten sich nicht genügend Ruhe und Erholungspausen, in denen sie nicht an ihre Arbeit oder ihre Probleme denken. Ihr Geist ist ständig in Bewegung. Ihnen kann die Alexander-Technik die körperliche Erfahrung des Loslassens vermitteln, so daß ihnen bewußt wird, daß sie Körper und Geist jederzeit freilassen können, wenn sie wollen: «Manchmal überanstrenge ich mich bei der Arbeit und bin total gestreßt. Mein Körper macht dann nicht mehr mit. Ich merke, wie die letzten Reserven dahinschwinden und der Körper schwach wird, fast als ob ich krank wäre. Jetzt kann ich mich selbst in entspannte Stimmung versetzen. Ich gestatte mir Augenblicke des Friedens und der Ruhe, etwas, das ich nie zuvor erlebt habe.»

In Zeiten von großem Streß und ungewöhnlicher Anspannung kann die Alexander-Technik eine wertvolle Hilfe sein. Die Anweisungen verhindern, daß man dann, wenn man seine maximale Energie braucht, körperlich zusammenklappt. Eine befreundete Alexander-Lehrerin erzählte uns folgende Geschichte:

Als meine Stiefmutter ernstlich erkrankte, war es meine Aufgabe, für sie zu sorgen – ein echter Fulltime-Job. Nebenbei gab ich noch regelmäßig Privatstunden. Im nächsten Monat sollte ich die Ausbildungsklasse (für Nachwuchs-Alexander-Lehrer) unterrichten, und mir graute vor der zusätzlichen Belastung. Noch mehr Arbeit und dazu die emotionale Anspannung durch die Situation zu Hause – ich dachte, das würde mir zuviel werden. Aber es ging gut. Es war unglaublich: Obwohl die Arbeit mit der Ausbildungsklasse viel Zeit beanspruchte und mich sehr forderte, wurde ich dadurch eher stimuliert, anstatt zusätzlich erschöpft. Die Arbeit wirkte regenerierend, so daß meine Bürde insgesamt eher leichter wurde.

Viele Schüler meinen, daß sich in ihren körperlichen Beschränkungen umfassendere Beschränkungen der Persönlichkeit widerspiegelten. Einer brachte es klar zum Ausdruck: «Das Unbehagen, die Schwierigkeiten und die Unsicherheit, die ich immer wieder bei körperlichen Aktivitäten erlebt hatte, erzeugten ein sehr negatives Selbstbild in bezug auf meinen Körper und meine Identität. Mein Gefühlsleben und meine Beziehungen zu anderen waren massiv gestört.» Ein anderer sagte:

Die Alexander-Technik verschaffte mir einen tollen Ansatz, um mich mit meinen emotionalen Gewohnheiten auseinanderzusetzen. Früher war mein Körper sehr verspannt. Indem ich lernte, ihn loszulassen, konnte ich mich mehr meinen Gefühlen öffnen und entdeckte viele emotionale Verspannungen. Die emotionalen Probleme waren in meinem Körper eingekerkert – einer der Gründe, weshalb mein Körper so steif war. Ich bin schließlich nicht so geboren! Erst als ich schon fast 20 war, wurden mir diese Verspannungen bewußt; sie prägten meine Persönlichkeit. Doch irgendwo wußte ich auch, daß es nicht normal ist, so verspannt zu sein. Während der Alexander-Stunden fing ich an, die Muskelspannung zu lösen. Nach und nach wurden mir auch meine emotionalen Gewohnheiten bewußter, und ich begann, Züge an mir, die ich nicht mochte, zu verändern. Heute kann ich mir die Frage stellen: «Warum verhalte ich mich so?» und herausfinden, wie es zu der Gewohnheit kam, um sie dann zu verändern.

So wie wir alle körperliche Gewohnheiten haben, haben wir auch emotionale Gewohnheiten. Wir verhalten uns in bestimmten Situationen auf ganz bestimmte Weise. Mit Hilfe der Alexander-Technik können wir lernen, diese Gewohnheiten zu verändern. Die Inhibition erlaubt uns, zu Gewohnheiten, die wir verändern wollen, nein zu sagen. «Manche Dinge, die mich früher verrückt gemacht haben, stören mich heute überhaupt nicht mehr», sagte einer unserer Studenten. «Mit der Alexander-Technik fühle ich mich einfach wohl. Ich gerate nicht in diesen Teufelskreis von Negativität. Falls ich mich bei negativen Gefühlen erwische, kann ich sie jederzeit stoppen. Ich fühle mich viel besser und gesünder.»

Ein anderer Schüler beschrieb, wie eine körperliche Erfahrung aus der Alexander-Schule (plötzlich völlig anders als bisher auf den Füßen zu stehen) ihm zu einer neuen emotionalen Einstellung zu sich selbst verhalf: «Es war toll zu begreifen, daß ich wirklich auf meinen eigenen Füßen stehen kann. Das hatte eine Menge psychischer Implikationen. Ich konnte tatsächlich gerade auf meinen Füßen stehen, anstatt ständig durchzuhängen oder mich nach vorn zu lehnen. Es war, als wenn ich gesagt hätte: ‹Ich kann die Verantwortung für mich selbst übernehmen, auf eigenen Füßen stehen und der Welt gegenübertreten.› Es war praktisch das erste Mal in meinem Leben, daß ich für mich selbst einstehen konnte.»

Manchmal rufen die körperlichen und emotionalen Veränderungen aber auch Angstgefühle hervor:

Meinem Selbstbild zufolge war alles, was ich brauchte, in meinem Kopf. Mein Leben fand vorwiegend im Kopf statt. Ich hatte Angst vor meinem Körper, Angst, ihn zu bewegen, und dadurch war mein Körper blockiert. Ich mußte die Ängste indirekt bearbeiten. Mit der Alexander-Technik war das möglich. Zum

Schluß der Stunden war ich viel größer und schlanker und sah fast aristokratisch aus. Zuweilen fragte mein Lehrer: «Was ist verkehrt daran, so auszusehen?» Diese Fragen machten mir angst. Irgendwie meinte ich, eines solchen Aussehens nicht würdig zu sein. Nach und nach jedoch veränderte sich mein Selbstbild, so daß ich mich heute mit der neuen Körperhaltung wohlfühlen kann. Ich kann elegant und hochgewachsen aussehen, ohne daß es mir peinlich ist.

Ähnlich äußerte sich auch eine andere Schülerin:

Als kleines Mädchen hatte ich aufgrund einer Krankheit schreckliche Schmerzen im rechten Ohr. Noch nach vielen Jahren neigte ich unbewußt immer den Kopf etwas nach rechts – ein habituelles Muster. In dieser Haltung war ich ich, daran bestand für mich kein Zweifel. Dann bewegte während der Alexander-Stunde die Lehrerin meinen Kopf zur Mitte hin. Da hatte ich das Gefühl, er neigte nach links. Die Lehrerin sagte, ich sollte mal in den Spiegel schauen, und ich stellte fest, daß er tatsächlich senkrecht stand. Einen Augenblick lang kam in mir Panik auf, eine Mini-Identitätskrise. Ein Teil von dem, was ich war, war anders, als ich gedacht hatte. Identität ist das, wovon man glaubt, daß es wahr ist. Jetzt hatte sich etwas, das ich von mir selbst geglaubt hatte, als unzutreffend herausgestellt. Das war anfangs schwer zu akzeptieren.

Diese Frau konnte in den Spiegel schauen und erkennen, daß sich ihre Haltung nach der Arbeit mit der Lehrerin verbessert hatte. Doch obwohl dem so war und sie begriff, daß sie viel gewinnen würde, wenn sie von ihrem Körper einen besseren Gebrauch machte, hatte sie Angst, einen Teil von sich selbst aufzugeben – auch wenn es ein «negativer» Teil war. Dieser Prozeß des Aufgebens falscher Gewohnheiten gehört zur Veränderung. Veränderung ist etwas Wunderbares und Aufregendes, aber es kann auch Augenblicke des Zweifels und der Unsicherheit geben, wenn man das Vertraute aufgibt.

Eine Frau, mit der wir sprachen, sagte: «Ich hatte Rückenprobleme und gab mir selbst die Schuld daran. Ich wußte nicht, wie es dazu gekommen war, also dachte ich, daß mit mir etwas nicht stimmte, fast als ob ich behindert gewesen wäre.» Durch die Arbeit mit der Alexander-Technik konnte sie nach und nach ihr Selbstbild verändern, indem sie lernte, die Muskelverkrampfungen im Rücken zu kontrollieren. Heute hat sie weit weniger Schmerzen. Normalerweise merkt sie rechtzeitig, wenn sich die Verkrampfung ankündigt, und vermeidet sie mit Hilfe von Inhibition und Anweisungen. Sie kann die Krampfanfälle zwar nicht von vornherein verhindern, besitzt aber ein Werkzeug, mit dessen Hilfe sie sich schon nach relativ kurzer Zeit wieder besser fühlt. Sie sagt: «Ich fühle mich nicht mehr so sehr als Opfer, weniger passiv. Ich habe vor meinem Rücken keine Angst mehr und denke nicht mehr, daß ich ein schlechter Mensch bin, nur weil mein Rücken nicht in Ordnung ist. Ich nehme jetzt richtig am Leben teil.»

Die verblüffendste Antwort, die wir auf die Frage: «Hat die Alexander-Technik Auswirkungen auf Ihr Selbstbild gehabt?» bekamen, lautete: «Ich hatte vorher keins.» Bevor er die Alexander-Technik erlernte, besaß dieser Schüler keinerlei positive Selbstwertgefühle, ja er wußte nicht einmal, daß dies der Fall war. Durch die Alexander-Technik veränderte sich seine Einstellung zu sich selbst schrittweise, indem er die alten Verhaltensmuster aufgab.

Die Alexander-Technik beeinflußt jede Ebene des Menschen – die körperliche, die geistige und die emotionale –, wenn wir es zulassen. Wenn wir wollen, können wir die Alexander-Methode einsetzen, um deutliche körperliche Verbesserungen herbeizuführen – nicht weniger, aber auch nicht mehr. Wenn wir aber das gesamte Spektrum unserer Möglichkeiten erkunden wollen, müssen wir uns darüber klarwerden, wie wir reagieren und uns verhalten, uns fragen, was wir verändern wollen, und es dann mit Hilfe von Inhibition und Anweisungen tun. Wenn wir eine Zeitlang mit diesen Hilfsmitteln gearbeitet haben, müssen wir nicht jedesmal, bevor wir inhibieren, darüber nachdenken, um welche Ebene es jetzt geht. Die Inhibition der geistigen, emotionalen und körperlichen Gewohnheiten wird zu einem Ganzen verschmelzen, und wenn wir inhibieren, inhibieren wir auf allen Ebenen gleichzeitig.

Was in einer Alexander-Stunde geschieht

Die meisten Leute erlernen aus ganz bestimmten Gründen die Alexander-Technik. Oft überweisen Ärzte, Chiropraktiker oder Physiotherapeuten ihre Patienten zum Alexander-Unterricht, weil sie denken, daß schlechte Haltung, Schmerzen und Streß der Betreffenden durch eine Reihe von Alexander-Lektionen positiv beeinflußt werden könnten. Andere hören durch Freunde von der Alexander-Technik oder lesen darüber und wollen mehr erfahren. Bei vielen Schülern liegen keine medizinischen Befunde vor – sie wollen einfach lernen, sich besser zu bewegen, besser auszusehen, ihr Selbstbild aufzupolieren oder sich weniger verspannt zu fühlen. Manche werden von Schauspiel-, Tanz- oder Gesangslehrern geschickt, die meinen, daß die Technik ihren Schülern helfen könnte, Körper und Stimme auf der Bühne und im Alltag effizienter einzusetzen.

Damit Sie sich besser vorstellen können, was tatsächlich im Alexander-Unterricht geschieht und wie der Lernprozeß verläuft, geben wir hier Antwort auf einige typische Fragen, die uns neue Schüler oft stellen.

Wie viele Stunden muß ich insgesamt nehmen, und wie oft pro Woche soll ich kommen?

Das hängt ganz von Ihnen ab. Sie bestimmen, woran Sie arbeiten wollen und welche Ziele Sie dabei im Auge haben. Alexander ließ seine Schüler immer zu einer Art Kurzlehrgang kommen – sechs Wochen lang fünfmal in der Woche, also insgesamt dreißig Stunden. In dieser relativ kurzen Zeit lassen sich wesentliche Veränderungen erreichen. Da die Stunden dicht beieinanderlagen, hatte der Körper wenig Zeit, in alte Gewohnheiten zurückzufallen, und jede Stunde konnte buchstäblich auf der vorangegangenen aufbauen. Manche Schüler nahmen nach diesen dreißig Stunden einmal wöchentlich eine weitere Stunde, solange ihnen der Unterricht weiterhalf; andere hörten auf und kamen in längeren oder kürzeren Abständen zurück, um ihr Wissen aufzufrischen. Heute aber haben die meisten Menschen nicht mehr die Zeit oder die finanziellen Mittel, um unter derart idealen Bedingungen zu lernen.

So nehmen die meisten Schüler eine oder zwei Lektionen pro Woche, den Umständen entsprechend. Auch in diesem Rhythmus lassen sich signifikante Veränderungen erzielen, es dauert allerdings länger als sechs Wochen. Wer genug Zeit hat, sollte idealerweise in den ersten zwei Wochen dreimal pro Woche gehen, dann drei Wochen lang zweimal wöchentlich und schließlich mit einer Wochenstunde weitermachen. Auf diese Weise bekommen die Schüler in kurzer Zeit einen kräftigen Schuß Alexander-Technik mit, und der Körper kann nicht allzusehr in seine alten Gewohnheiten zurückfallen. Nach den ersten zehn Lektionen versteht der Schüler die grundlegenden Konzepte der Alexander-Technik und ist in der Lage, sie sich in der Zeit zwischen den Stunden ins Gedächtnis zu rufen. Dann braucht er nur noch eine Stunde pro Woche.

Manche Leute gehen aus ganz bestimmten Gründen zum Alexander-Unterricht. Nehmen wir einmal an, Sie haben ein relativ geringfügiges Problem mit Verspannungen. Sobald Sie gelernt haben, den Körper effektiver zu gebrauchen, können Sie die neugefundene Bewußtheit nutzen, um sich zu entspannen, wenn Sie spüren, daß Sie sich wieder mal verkrampfen. Dazu empfehlen wir Alexander-Lehrer Ihnen, einmal oder zweimal in der Woche zu kommen und insgesamt dreißig Stunden zu nehmen. Wenn Sie aber ernste Rückenbeschwerden haben, unter starken Verspannungen und Streß leiden, oder wenn die Bewegungsgewohnheiten sehr eingeschliffen sind, haben Sie womöglich das Bedürfnis, mehr als dreißig Stunden zu nehmen. Nur sehr wenige Lehrer verlangen, daß die Schüler eine vorgeschriebene Stundenzahl einhalten. Wir legen unseren Schülern nahe, so lange zu kommen, wie sie das Gefühl haben, daß die Stunden ihnen helfen. Die Alexander-Technik ist eine erworbene Fertigkeit. Wie bei jeder anderen Fertigkeit braucht man Zeit, um sie zu erlernen. Wenn Sie zum Beispiel Klavierspielen oder Französisch lernen wollen, brauchen Sie ebenfalls eine gewisse Zeit, um geläufig zu spielen oder zu sprechen. Je nach Ihren Wünschen können Sie nur die Grundbegriffe der Fertigkeit erlernen oder ein Meister werden. Dasselbe gilt für die Alexander-Technik.

Wie lange dauern die Stunden?

Alexander-Stunden dauern im allgemeinen dreißig oder fünfundvierzig Minuten, das kommt ganz auf den Lehrer an. Längere Stunden scheinen nicht produktiv zu sein. Sie müssen sich im Unterricht ziemlich intensiv auf sich und Ihre Gewohnheiten konzentrieren. Wenn Sie das zu lange «am Stück» tun, haben Sie weniger davon.

Was kosten die Stunden?

In den Vereinigten Staaten kostet die Stunde zwischen dreißig und siebzig Dollar, je nachdem, in welcher Gegend Sie wohnen und mit welchem Lehrer Sie arbeiten. In Deutschland werden dreißig bis fünfzig Mark für die Stunde (Dauer siehe oben) verlangt.

Wo unterrichten Alexander-Lehrer?

Die meisten Lehrer arbeiten in Privatpraxen oder zu Hause. Einige wenige amerikanische Lehrer arbeiten mit Schmerzkliniken oder Physiotherapeuten zusammen und unterrichten in den entsprechenden Räumlichkeiten. Die Situation in Deutschland entspricht im Prinzip der in der USA.

Werden die Alexander-Stunden von Krankenkassen bezahlt?

Normalerweise nicht. Wenn Sie jedoch von einem Arzt wegen bestimmter Beschwerden überwiesen werden, lassen Sie sich ein Rezept für die Alexander-Stunden ausstellen, auf dem die ärztliche Diagnose genau angegeben ist, und reichen Sie es bei Ihrer Versicherung ein. Vielleicht bekommen Sie die Kosten ja wenigstens teilweise ersetzt.

Was passiert in der ersten Alexander-Stunde?

Das hängt davon ab, was Sie nach Ansicht des Lehrers am dringendsten brauchen. Jeder Lehrer hat einen etwas anderen Unterrichtsstil; und selbstverständlich sind die Bedürfnisse der Schüler unterschiedlich. Diese Faktoren bestimmen den Weg, den der Lehrer einschlägt. Man braucht sich während des Unterrichts nicht auszuziehen, und es findet keine körperliche Untersuchung statt. Sie können ganz normale Kleidung tragen, falls diese nicht zu eng ist oder die Bewegungsfreiheit sonstwie einschränkt. Vielen ist ein Trainings- oder Jogginganzug, in dem man sich gut bewegen kann, am liebsten. Die Lehrer setzen die Hände ein, um Ihnen eine neue Körpererfahrung zu vermitteln. Zu Anfang stellen Sie Ihnen wahrscheinlich ein paar Fragen wie etwa:

- Haben Sie schon mal Alexander-Stunden genommen?
- Wer hat Sie aus welchem Grund zum Alexander-Unterricht überwiesen?
- Falls man Sie nicht überwiesen hat: Weshalb haben Sie sich entschlossen, Unterricht zu nehmen?
- Haben Sie irgendwelche eindeutigen Beschwerden wie Nacken- oder Rückenschmerzen, Ischias oder körperliche Verletzungen? Haben Sie deswegen einen Arzt konsultiert?
- Haben Sie zur Zeit Schmerzen?
- Waren Sie schon mal in einen Unfall verwickelt?
- Treiben Sie Sport oder gehen Sie regelmäßig anderen körperlichen Aktivitäten nach?

Vielleicht fragt der Lehrer auch, was Sie beruflich machen, um zu wissen, ob Sie den ganzen Tag sitzen, stehen, gehen oder häufig schwere Gegenstände heben und sich bücken müssen. Diese Fragen dienen nicht einer medizinischen Diagnose, sondern sollen klären, was Ihrem Körper in der Vergangenheit widerfahren ist und was ihm heute widerfährt, damit ein Ansatz für den Unterricht gefunden werden kann. Wenn Sie Zahnarzt sind und sich den ganzen Tag über Patienten beugen, wird der Alexander-Lehrer Ihnen vielleicht zunächst verschiedene Möglichkeiten zeigen, sich zu bücken, ohne dem Körper zu schaden. (Das hängt aber ganz von der persönlichen Arbeitsweise des betreffenden Lehrers ab. Ein anderer Lehrer könnte aus ebenso guten Gründen völlig anders beginnen.) Bevor er anfängt, mit den Händen an Ihnen zu arbeiten, wird er Sie vielleicht kurz in Grundlagen der Technik einführen. Genausogut kann er diese Erklärungen aber geben, während er bereits an Ihnen arbeitet. Die Stunde kann damit anfangen, daß der Lehrer Sie bei einfachen Alltagsbewegungen wie Hinsetzen und Aufstehen aus einem Stuhl oder Gehen anleitet. Oder Sie müssen sich zunächst auf einen Tisch legen, damit der Lehrer an Ihnen arbeiten kann.

Die Hände von Alexander-Lehrern üben keinen Zwang aus; sie leiten sachte und drängen den Schüler nie weiter, als er gehen kann. Sie weisen darauf hin, wo man überflüssige Anspannung loslassen kann, und zeigen, wie man den Körper so koordinieren kann, daß er als Ganzes besser funktioniert. Manche Menschen spüren sofort eine Veränderung im Körper, andere spüren zunächst nicht viel, begreifen aber besser, was es mit der Methode auf sich hat. Gewohnheiten sind manchmal so stark, daß es eine Weile braucht, bis die subtilen Botschaften zum kinästhetischen Sinn durchdringen.

Zum Schluß der Stunde empfiehlt der Lehrer Ihnen vielleicht ein Buch über die Alexander-Technik (hoffentlich dieses hier!) oder gibt Ihnen Zeitschriftenartikel mit, damit Sie mehr über die Sache erfahren können. Wir empfehlen Ihnen, zwei oder drei Stunden zu nehmen, bevor Sie sich endgültig entscheiden, ob Sie weitermachen wollen. Dann wissen Sie zwar noch nicht alles über die Technik, aber Sie haben einen allgemeinen Eindruck und wissen, ob Ihnen der Lehrer gefällt. Sollten Ihnen sowohl Unterricht als auch der Lehrer zusagen, können Sie weitermachen. Wenn Sie sich aus irgendeinem Grund mit dem Lehrer nicht wohl fühlen, probieren Sie einen anderen aus – so lange, bis Sie einen gefunden haben, mit dem Sie arbeiten möchten. Es ist wichtig, daß Sie sich mit dem Lehrer wohl fühlen, denn Lehrer und Schüler kommen einander bei der Arbeit sehr nahe.

Was passiert in der nächsten Stunde?

Es gibt kein festes System, nach dem sich alle Lehrer richten. Alles, was der Lehrer tut, ist auf den jeweiligen Schüler zugeschnitten. Zwar unterrichten alle Alexander-Lehrer bestimmte Arten, sich zu bewegen, zu bücken oder nach etwas zu fassen. Wann und wie diese Bewegungen jedoch eingeführt werden, wie sie erklärt werden und wie man von ihnen zum nächsten Programmpunkt fortschreitet, bleibt ganz dem einzelnen Lehrer überlassen.

Im allgemeinen umfaßt eine Stunde sowohl die Arbeit am Schüler, der dabei auf einem Tisch liegt, als auch die Arbeit an dessen Bewegungen. Natürlich kommt es auch vor, daß ein Lehrer eine ganze Stunde der Arbeit am liegenden Schüler widmet oder sich auch ausschließlich mit seinen Bewegungen befaßt, weil er ein bestimmtes Problem angehen will. Die Bewegungsarbeit ist sehr praxisbezogen und hilft Ihnen, die Alexander-Prinzipien ins Alltagsleben zu integrieren: gehen, sitzen, stehen, nach etwas greifen, sich bücken und so weiter. Der Lehrer zeigt Ihnen zunächst verschiedene Möglichkeiten, diese Aktivitäten ineffizient auszuführen, und dann, was Sie tun müssen, um sie entsprechend zu verändern. Die Arbeit im Liegen ist deshalb hilfreich, weil Sie sich dabei nicht um die Schwerkraft kümmern müssen: Wer nicht ständig damit beschäftigt ist, sich aufrecht zu halten, kann eher das Risiko eingehen, übermäßige Spannung loszulassen. Der Lehrer geht um den Tisch herum und arbeitet an allen Teilen Ihres Körpers. Obwohl er die Hände auf viele verschiedene Regionen Ihres Körpers legt, ist sein Ziel immer, daß Sie den Hals lockerlassen, damit sich der Oberkörper zu voller Länge und Weite entfalten kann.

Irgendwann während der Arbeit wird der Lehrer Ihnen zeigen, wie Sie die Alexander-Prinzipien ins Alltagsleben integrieren können. Oft geschieht das ganz spontan. Wenn zum Beispiel eine Schülerin eines Tages mit einer schweren Tasche zum Unterricht kommt und sagt: «Mein Gott, wie mir das schwerfällt, diese Tasche zu tragen!» könnte der Lehrer vorschlagen, daran zu arbeiten, wie man am besten schwere Taschen trägt. Die Anregung zu Übungen, die die Alexander-Prinzipien in den Alltag integrieren, kann entweder vom Lehrer ausgehen oder auch vom Schüler, falls dieser etwas Bestimmtes üben will. Musiker zum Beispiel bringen oft ihre Instrumente mit, um zu zeigen, welche Haltung sie beim Spielen einnehmen. Die Arbeit mit dem Lehrer kann Ihnen helfen, habituelle schädliche Verspannungen abzubauen, und hat so oft indirekt vorteilhafte Folgen für Ihr Spiel. Die Reduzierung der Spannung wirkt sich auf Ihren Kraftaufwand beim Spielen aus und verändert – was noch wichtiger ist – die ganze Einstellung, mit der Sie ans Üben und an die Musik überhaupt herangehen. Die meisten Musiker lernen in ihrer Ausbildung, wieder und wieder die ganze Passage zu spielen, wenn sie sich an einer Stelle verspielt haben, bis sie endlich alles richtig machen. Leider verspannen sie sich im Zuge dieser Wiederholungen häufig mehr und mehr. Der Alexander-Lehrer kann Musikern zeigen, wie sie den Körper beim Üben einer schwierigen Passage loslassen können, so daß die Wahrscheinlichkeit wächst, daß sie alles richtig machen. Falls dies nicht möglich ist, können sie die Passage ruhen lassen, an einer anderen Stelle weiterüben, um später wieder in lockerem Zustand auf den schwierigen Passus zurückzukommen. Selbst die Klangqualität verbessert sich oft, wenn der Körper befreit ist.

Die Arbeit des Lehrers besteht darin, dem Schüler zu zeigen, wie er die gewohnheitsmäßige Reaktion auf einen Reiz inhibieren und dann für die Handlung den Weg wählen kann, den er will. Auf diese Weise können sich Schüler selbst helfen, wenn sie angespannt, gestreßt, erschöpft oder in einer schwierigen Situation sind.

Wie läuft Gruppenunterricht ab?

Traditionell wurde die Alexander-Technik in Einzelstunden unterrichtet. Heute aber gibt es auch Gruppenunterricht. Die intensive persönliche Zuwendung ist im Gruppenunterricht nicht möglich, trotzdem kann er unter Umständen nützlich sein. Manche Alexander-Lehrer geben Einführungsabende für Gruppen. So kann man in die Technik hineinschnuppern, ohne gleich eine Einzelstunde bezahlen zu müssen. Gruppenunterricht ist auch deshalb sinnvoll, weil man dabei miterlebt, wie andere Menschen sich verändern. Für darstellende Künstler ist Gruppenunterricht wertvoll, weil sie dabei Gelegenheit haben, vor anderen aufzutreten.

Gruppenunterricht ist natürlich preisgünstiger als Einzelstunden. Trotzdem sind diese immer vorzuziehen. Bedenken Sie, daß die Anleitung durch die Hände des Lehrers der wichtigste Bestandteil der Stunde ist; in einer Gruppe entfallen auf jeden Schüler nur wenige Minuten individueller Aufmerksamkeit, und der Lehrer hat keine Zeit, sich mit den besonderen Bedürfnissen des einzelnen zu befassen.

Woher weiß der Lehrer, daß ich die Muskeln lockere?

Alexander-Lehrer haben eine sehr intensive Ausbildung hinter sich und können auch sehr subtile Vorgänge im Körper wahrnehmen. Da Körper und Hände des Lehrers frei und sensibel sind, ist er in der Lage, Dinge zu erspüren, die der Durchschnittsmensch nicht merkt. Manche Muskelentspannungen, die der Lehrer fühlt, finden unterhalb der Wahrnehmungsschwelle des Schülers statt; mit anderen Worten: Sie sind so gering, daß der Schüler sie nicht spüren kann (obwohl er mit der Zeit immer sensibler dafür wird). Der Alexander-Lehrer drängt dem Schüler die Veränderung niemals auf, sondern fordert ihn auf, die Anweisungen zu denken, so daß vom Gehirn des Schülers aus über die Nerven Botschaften an die Muskulatur gesendet werden. Sobald der Lehrer merkt, daß sich etwas löst, kann er den Schüler ermutigen, diese Richtung weiterzuverfolgen. Es ist wie ein Dialog zwischen Lehrer und Schüler. Manchmal hat der Schüler das Gefühl, daß der Lehrer ihn förmlich «wachsen läßt», aber das kann nur geschehen, wenn der Schüler bereit ist, sich zu verändern und Spannungen aufzugeben.

Warum läßt der Lehrer nicht zu, daß ich die Augen schließe, während ich auf dem Tisch liege? Ich könnte mich dann besser entspannen.

Das oberste Ziel ist nicht Entspannung, sondern Lösung des Körpers in bestimmte Richtungen, damit ein koordiniertes Ganzes entstehen kann. Die Augen sollten offen bleiben, damit Sie den Kontakt mit dem, was vorgeht, nicht verlieren. Wenn Sie die Augen geöffnet haben, kann der Lehrer beobachten, ob Sie bei der Sache bleiben. Glasige Augen weisen darauf hin, daß der Körper sich versteift. Ziel des Lehrers ist es, Ihnen zu zeigen, wie man die Alexander-Technik im Alltag anwendet, deshalb müssen Sie sich nicht nur der Vorgänge in Ihrem Körper, sondern auch der Vorgänge in der Außenwelt bewußt sein.

Lerne ich vom Alexander-Lehrer Übungen, die ich zu Hause praktizieren muß?

Nein. In der Alexander-Technik gibt es keine Übungen. Die Technik zu erlernen, bedeutet zu lernen, wie man inhibiert und Anweisungen gibt. Danach können Sie diese Konzepte auf jede beliebige Tätigkeit anwenden. Eine Ausnahme wäre, wenn Sie unter körperlichen Beschwerden wie Rückenschmerzen oder Ischias leiden. Dann wird der Lehrer Ihnen eventuell ein paar sehr einfache Übungen zeigen, die Sie zwischen den Lektionen ausführen können, um sich Linderung zu verschaffen. Wenn Sie irgendwelche Schmerzen haben, können wir Ihnen das Buch *Back Trouble* von Deborah Caplan empfehlen, einer Physiotherapeutin und Alexander-Lehrerin. Das Buch enthält physiotherapeutische Übungen, die sie auf dem Hintergrund ihrer Alexander-Kenntnisse abgeändert hat, um schmerzgeplagten Menschen optimal zu helfen.

Wie kann ich in der Zeit bis zur nächsten Alexander-Stunde an mir arbeiten?

Nach den ersten paar Lektionen gibt es nicht allzuviel, was Sie selbständig tun können. Die Technik ist für Sie neu, und man braucht etwas Zeit, um zu verstehen, was der Lehrer von einem will. Drei Dinge aber kann man von Anfang an machen:

Erstens sollten Sie sich im Alltagsleben beobachten, um Ihre Bewegungsgewohnheiten zu erkennen. Am wichtigsten ist festzustellen, was Sie mit Hals und Kopf tun – etwa wenn Sie sich die Zähne putzen, eine Tür aufmachen, den Telefonhörer abheben oder die Straße entlanggehen. Wahrscheinlich werden Sie merken, daß Sie weit öfter, als Sie bisher wußten, den Hals anspannen und den Kopf nach hinten ziehen. Zunächst werden Sie daran nicht viel ändern können, aber Sie müssen sich Ihrer Gewohnheiten bewußt werden, bevor Sie sie effektiv inhibieren können. Später werden Sie in der Lage sein, den Zug nach hinten und unten selbst zu unterbinden.

Zweitens sollten Sie das Verhalten der Menschen in Ihrer Umgebung beobachten – auf der Straße, im Restaurant, im Supermarkt – und registrieren, was diese mit ihren Körpern machen. Sie werden Ihren Augen kaum trauen, wenn Sie klar und deutlich sehen, wie die anderen den Hals nach vorn schieben, den Kopf nach hinten und unten ziehen und ganz allgemein den Körper verdrehen und verkrümmen. Es ist leichter, schlechte Bewegungs- und Körpergewohnheiten bei anderen zu erkennen als bei sich selbst; indem Sie von anderen lernen, erfahren Sie mehr darüber, wie Sie Ihren eigenen Körper benutzen. Andererseits sollten Sie auch bewußt Menschen beobachten, die ihren Körper sehr effizient gebrauchen, etwa Fred Astaire, Arthur Rubinstein, Margot Fonteyn und Michail Nikolajewitsch Barischnikow (in Film und Fernsehen) oder andere gute Tänzer und Sportler. Wenn Sie schöne und graziöse Bewegungen betrachten, wird Ihnen das Ziel klarer werden. Um das Auge zu schärfen, können Sie auch Fotos aus der Zeitung ausschneiden, auf denen Menschen ihren Körper gut oder schlecht einsetzen. Mit der Zeit wird Ihre Wahrnehmung schärfer und genauer werden.

Das dritte, was Sie von Anfang an für sich tun können, besteht darin, sich auf eine feste Oberfläche (etwa eine Übungsmatte oder einen Teppich) zu legen und an die Alexander-Anweisungen zu denken. Wenn Ihre Schmerzen nicht zu stark sind, sollten Sie dies auf dem Fußboden und nicht im Bett machen, weil Sie in einer Matratze leicht versinken können. Eine feste Oberfläche vermittelt mehr sensorisches Feedback über das, was Sie mit dem Körper tun, sagt Ihnen zum Beispiel, wann Sie sich verspannen. Legen Sie sich auf den Rükken, und unterstützen Sie den Kopf mit Büchern, damit er nicht nach unten und hinten zieht. Die Knie sollten angewinkelt sein und die Füße flach auf dem Boden stehen. Auf diese Weise wird verhindert, daß die Lendenwirbelsäule einen allzu hohen Bogen beschreibt. Denken Sie in dieser Position zehn bis zwanzig Minuten lang die Alexander-Anweisungen. Dadurch wird die Arbeit mit dem Lehrer positiv verstärkt, der Körper macht sich mit den Anweisungen vertraut und beginnt, sich zu lösen. Diese Übung sollten Sie so oft wie möglich machen, am besten mehrmals in der Woche.

Wenn Sie in der Alexander-Technik Fortschritte erzielt haben, können Sie Inhibition und Anweisungen auf jede Tätigkeit des Alltags anwenden. Sie brauchen sich nicht extra Zeit nehmen, um «Ihre Alexander-Übungen» zu machen, sondern setzen sie einfach ein, wenn es Ihnen opportun erscheint. Natürlich können Sie nicht vierundzwanzig Stunden am Tag an die Technik denken, aber Sie können sich immer wieder ermahnen, nicht in alte Muster zu verfallen. Lernen findet sowohl auf bewußter als auch auf unbewußter Ebene statt. Manche Formen des Lernens ereignen sich auch im Muskelgedächtnis. Je mehr Sie auf bewußter Ebene an die Alexander-Technik denken, desto wahrscheinlicher ist es, daß Sie sie auch dann weiter anwenden, wenn Sie gerade nicht daran denken.

Hilft die Technik automatisch, oder muß ich zwischen den Stunden daran denken?

Wahrscheinlich würden Sie von den Lektionen auch profitieren, wenn Sie die Technik außerhalb des Unterrichts vollkommen aus Ihrem Bewußtsein strichen. Je mehr Sie aber auch außerhalb des Unterrichts daran denken, desto raschere und bessere Fortschritte werden Sie machen. Schließlich lernt man die Alexander-Technik vor allem durch bewußte Kontrolle, also indem man den Geist zur Steuerung der eigenen Aktivitäten einsetzt.

Wie kommt es, daß ich während des Unterrichts die Muskeln gut entspannen kann, zu Hause aber Schwierigkeiten damit habe?

Mit Hilfe eines Lehrers ist es grundsätzlich leichter. Der Lehrer ist ein außenstehender, objektiver Führer, der Dinge an Ihnen eher erkennt als Sie selbst, einfach weil er von Ihnen getrennt ist. Wenn Sie loslassen, kann die Hand des Lehrers Sie weiterführen und zeigen, daß Sie sich noch mehr lösen können, als Sie vielleicht gemeint haben. Ihre Aufgabe ist es, das Gelernte, so gut es geht, im Leben anzuwenden.

Gewohnheiten sind tief eingeprägt; es braucht Zeit, sie zu verändern. Wie lange es dauert, eine Gewohnheit zu verändern, läßt sich unmöglich vorhersagen. Sie müssen bei der Sache bleiben und mit sich selbst möglichst viel Geduld haben. Denken Sie gelegentlich daran, in welchem Zustand Sie waren, als Sie angefangen haben, um zu begreifen, wie weit Sie bereits gekommen sind.

Kann ich Alexander-Unterricht nehmen, wenn ich unter starken Schmerzen leide oder behindert bin?

Ja. Einige wenige Menschen sind so schmerzempfindlich, daß ihnen jede Berührung oder Therapie, so sanft sie auch sein mag, zuviel ist. In der Regel aber eignet sich die Alexander-Technik hervorragend zur Linderung von Schmerzen. Menschen, die unter Schmerzen leiden, fühlen sich normalerweise nach den Lektionen weit besser.

Sie erinnern sich vielleicht daran, daß Judith als Kind Polio hatte. Behinderte können nicht nur Alexander-Unterricht nehmen, sondern auch selbst Lehrer werden. Falls Sie das vorhaben, sprechen Sie mit einem Alexander-Lehrer darüber, ob Ihre Behinderung bei der Arbeit als Lehrer stören würde. Natürlich kann die Alexander-Technik degenerative Krankheiten wie Multiple Sklerose nicht aufhalten, aber viele Menschen, die unter dieser Krankheit leiden, haben mit Hilfe der Technik gelernt, den Körper im Rahmen seiner Möglichkeiten optimal zu bewegen. Wenn Sie lernen wollen, wie man überflüssige Spannungen losläßt und sich im eigenen Körper wohler fühlt, sollte eine Behinderung Sie nicht davon abhalten, Unterricht zu nehmen.

Müssen Alexander-Lehrer noch ihre Anweisungen denken, oder funktioniert das bei ihnen mittlerweile automatisch?

Die Anweisungen werden bei niemandem jemals vollkommen automatisch. Gewohnheiten sind tief eingegraben und verschwinden nie ganz und gar. Allerdings reagiert dank seiner intensiven Ausbildung und der jahrelangen Erfahrung der Körper eines Alexander-Lehrers sehr rasch auf die Anweisungen. Lehrer müssen sich oft daran erinnern, daß sie frei und gelöst bleiben sollten, insbesondere während des Unterrichts, denn alles, was im Körper des Lehrers geschieht, vermittelt er durch seine Hände dem Schüler. Alexander-Lehrer geben sich im Alltag öfters Anweisungen, aber es ist für sie keine lästige Pflicht, weil das Leben durch die Anweisungen leichter wird.

Wenn Sie keine Anweisungen geben, sondern einfach eine Tätigkeit ausführen, operieren Sie mit dem «Standardkörpergebrauch» (wie F. M. Alexander es nannte). Wenn Sie mit der Technik gerade erst begonnen haben, ist Ihr «Standardkörpergebrauch» in der Regel noch nicht besonders ausgereift. Das schließt aber nicht aus, daß Sie den Körper bereits recht ordentlich gebrauchen, wenn Sie sich Anweisungen geben. Ein erfahrener Alexander-Techniker dagegen hat einen sehr guten Standardkörpergebrauch, so daß sein Körper auch dann gelöst ist, wenn er gerade nicht an die Alexander-Technik denkt. Doch selbst er kann noch freier werde, wenn er die Anweisungen denkt.

Alexander-Lehrer arbeiten im Alltag wie im Unterricht an sich selbst. Außerdem nehmen die meisten gelegentlich Stunden bei Kollegen oder tauschen sich mit ihnen aus, um auf dem laufenden zu bleiben.

Welche Ausbildung sollte mein Alexander-Lehrer vorweisen können?

Der Lehrer, mit dem Sie arbeiten, sollte anerkannter Alexander-Lehrer sein. Als anerkannte Lehrer gelten in den USA alle, die eine von der North American Society of Teachers of the Alexander Technique (NASTAT) anerkannte Ausbildung absolviert haben. In den USA bestimmt diese nationale Organisation den Standard der Ausbildung. Ähnliche Organisationen gibt es in Großbritannien, Kanada, Australien, Deutschland und der Schweiz. Sie stellen sicher, daß alle Mitglieder ein anerkanntes Ausbildungsprogramm absolviert haben. Die Ausbildung umfaßt 1600 Stunden und dauert drei Jahre. In anerkannten Ausbildungsprogrammen muß je ein Lehrer auf fünf Schüler kommen. Der Lehrer, mit dem Sie arbeiten, sollte seine Teilnahme an einem anerkannten Ausbildungsprogramm durch ein Zertifikat nachweisen können.

Wie finde ich einen anerkannten Alexander-Lehrer?

Normalerweise ist es am besten, wenn Ihnen jemand den Lehrer empfiehlt, etwa eine Person, die bereits mit einem Alexander-Lehrer gearbeitet hat, oder ein Arzt, Physiotherapeut, Chiropraktiker oder Masseur. Wenn Sie niemanden kennen, der schon Alexander-Unterricht genommen hat, fordern Sie am besten eine Liste der anerkannten Alexander-Lehrer an:

Bei der «Gesellschaft der Lehrer der F. M. Alexander-Technik e. V.» (G.L.A.T.), 79020 Freiburg i. Br., Postfach 5312, erhalten Sie eine Übersicht der in Deutschland arbeitenden und der G.L.A.T. angeschlossenen Lehrer.

Vom «Schweizerischen Verband der Lehrer der F. M. Alexander-Technik» (SVLAT), CH-8032 Zürich, Postfach 72, erhalten Sie eine entsprechende Liste der in der Schweiz praktizierenden Alexander-Lehrer, die Mitglieder der SVLAT sind.

Wie kann ich die Alexander-Technik erlernen, wenn in meiner Nähe kein anerkannter Lehrer arbeitet?

Wenn in Ihrer Nähe kein Alexander-Lehrer praktiziert, raten wir Ihnen, alles verfügbare Material über die Alexander-Technik zu lesen. Es ist schon öfters vorgekommen, daß Privatleute Gruppen organisiert haben, die die Alexander-Technik lernen wollten, und dann einen auswärtigen Alexander-Lehrer zu einem Intensiv-Workshop und für Privatstunden engagiert haben. Wenn alles klappt, kann der Lehrer regelmäßig Gastunterricht geben. Auch in dieser Hinsicht können Sie sich an die obengenannten Adressen wenden, um nähere Informationen zu erhalten.

Wann habe ich genügend Stunden genommen?

Das hängt wieder ganz von Ihnen ab. Manche finden, daß sie in dreißig Stunden alles Wissenswerte erfahren haben. Andere nehmen weit länger Unterricht. Das kommt ganz und gar darauf an, wieviel Sie lernen wollen. Die Alexander-Technik ist ein Prozeß, eine aufwärtsweisende Spirale des Lernens. Die allgemeine Richtung zeigt aufwärts, aber es wird auch «Plateauphasen» geben und vermeintliche Rückschritte. Das ist unvermeidlich. Es wäre wunderbar, wenn jede Lektion einfach dort anknüpfen würde, wo die letzte aufgehört hat, und man immer nur vorwärtsgehen könnte. Die Wirklichkeit sieht etwas anders aus. Allerdings sind die Rückschritte und Plateauphasen oft Vorspiel für neue Lernfortschritte; lassen Sie sich also nicht entmutigen.

Ihr Lehrer wird Ihnen bei der Entscheidung, wann Sie mit dem Unterricht aufhören sollten, helfen. Manche Menschen nehmen lieber längere Zeit kontinuierlich Unterricht; andere machen gern mal eine Pause und kommen dann wieder. In jedem Fall sollten Sie ein solides Grundwissen haben, bevor Sie das erste Mal unterbrechen; deshalb empfehlen wir Ihnen, zunächst mindestens dreißig Stunden zu nehmen.

Warum habe ich ein bißchen Angst davor, Alexander-Unterricht zu nehmen?

Wenn wir die Form des Körpers verändern, ändert sich unweigerlich auch unser Selbstbild. Bevor Sie mit der Alexander-Technik anfangen, spüren Sie möglicherweise eine gewisse Angst vor dem Unbekannten: Angst, daß der neue Körpergebrauch nicht besser sein wird als der alte, daß die Technik nicht wirken könnte, daß Sie einen Teil von sich selbst aufgeben müssen und seien es auch nur ineffiziente Bewegungsgewohnheiten, die Sie wirklich ändern sollten. Die Verunsicherungen werden weniger bedrohlich, wenn Sie das Ganze als Experiment auffassen. Sie probieren etwas aus, um zu sehen, ob es Ihnen paßt. Sie können jederzeit zum Ausgangspunkt zurückkehren. Wenn es Ihnen vor allem darum geht, «alles richtig zu machen», können Sie kein Risiko eingehen; und ohne Risiko ist keine Veränderung möglich. Eigentlich sollte es doch Spaß machen, etwas Neues auszuprobieren!

Teil II

Das Leibowitz-Programm

Die Leibowitz-Übungen sind eine Reihe von Bewegungsabläufen, die Judith im Zuge ihrer Arbeit an der Juilliard School entwickelt hat. Früher hat man die Alexander-Technik nur in Einzelstunden unterrichtet. In der Schauspielklasse aber mußte Judith jeweils sechs bis acht Stunden auf einmal unterrichten. Da sie immer nur mit einer Person direkt arbeiten konnte, wollte sie den anderen in dieser Zeit etwas zu tun geben. Ausgehend von typischen Bewegungsproblemen, die die Studenten beim Stimmeinsatz, in der Haltung, beim Tanzen oder bei ganz alltäglichen Beschäftigungen hatten, entwickelte Judith eine Reihe einfacher Bewegungsabläufe, die jeder Student allein ausführen konnte, während sie mit anderen arbeitete: die Leibowitz-Übungen. Die hier vorgestellten Übungen haben sich nach und nach entwickelt und gehören noch heute zu Judiths Unterrichtsrepertoire.

Die Alexander-Technik begleitet die Studenten während ihrer gesamten vierjährigen Studienzeit an der Juilliard School. In den beiden ersten Jahren treffen sich die Studenten zweimal wöchentlich in Sechsergruppen. Außerdem bekommt jeder alle drei Wochen eine Privatstunde. Im dritten und vierten Jahr erhalten die Studenten regelmäßig Einzelstunden und gelegentlich Gruppenunterricht. Man erwartet von ihnen, daß sie das Gelernte in anderen Fächern wie Rezitation, Stimmbildung, Bewegung, Tanz, Schauspiel anwenden und es in ihre Bühnenarbeit einbringen. Wenn die vier Jahre vorüber sind, hat jeder Student einen Intensivkurs in Alexander-Technik hinter sich.

Wohlgemerkt: Die Leibowitz-Übungen und die Alexander-Technik sind zwei verschiedene Dinge. Die Übungen sind eine *Reihe von Bewegungsabläufen*, die Ihnen helfen sollen, sich in Bewegung und Ruhestellung objektiv zu beobachten, damit Sie sehen, wie der Körper sich bei richtigem Einsatz verhält. Durch die Alexander-Technik lernt man, alte Bewegungsmuster zu inhibieren und sie mit Hilfe bewußter Anweisungen durch neue Verhaltensmuster zu ersetzen. Die Alexander-Technik besteht nicht aus wiederkehrenden Bewegungen oder Übungen. Um sie zu erlernen, bedarf es der Anleitung durch einen anerkannten Alexander-Lehrer, der Sie zu neuen Erfahrungen mit Ihrem Körper führt. Wir haben die Leibowitz-Übungen in dieses Buch aufgenommen, weil wir wissen, daß nicht jeder Alexander-Stunden nehmen kann, wir Ihnen aber trotzdem die Möglichkeit eröffnen wollen, das Funktionieren Ihres Körpers zu verbessern.

Bei den Leibowitz-Übungen geht es um unsere grundlegenden Bewegungen. Wir werden Ihnen zeigen, wie man nach etwas greift, sich bückt, etwas hebt, geht und andere Aktivitäten ausführt – bei bestmöglicher Körpermechanik und größter Freiheit in Muskeln und Gelenken.

Versuchen Sie nicht, alle Übungen auf einmal durchzuexerzieren. Wenn Sie versuchen, sie allzu rasch zu lernen, werden Sie leicht zu überflüssigem Kraftaufwand verführt. Wir raten Ihnen, jeweils nur eine Übung auf einmal zu lernen. Lassen Sie sich ausreichend Zeit, um die Instruktionen zu lesen. Dann probieren Sie die Übung vor dem Spiegel aus. Nehmen Sie daraufhin noch einmal das Buch zur Hand, und lesen Sie erneut die Anweisungen, bevor Sie es wieder versuchen. Ein oder zwei Übungen täglich sind genug. Am zweiten Tag kehren Sie noch einmal zu den Instruktionen des Vortages zurück und führen sie vor dem Spiegel aus, bevor Sie zur nächsten Übung weitergehen.

Achten Sie auf das, was Alexander als «kritischen Augenblick» bezeichnet hat. Bei der Arbeit an sich selbst hatte er festgestellt, daß er die alten Gewohnheiten durchaus inhibieren konnte und neue Anweisungen denken konnte – bis zu jenem kritischen Augenblick, dem Punkt, an dem er tatsächlich begann, sich zu bewegen. Sobald er sich bewegte, vergaß er Inhibition und Anweisungen und fiel zurück in die schlechten alten Gewohnheiten. Nach vielen Herumexperimentieren fand er heraus, daß er nur dann Erfolg hatte, wenn er sich auf den Bewegungsablauf konzentrierte und gleichzeitig weiter die Anweisungen dachte. Auch Sie sollten sich, wenn Sie mit den Leibowitz-Übungen arbeiten, genügend Zeit für Inhibition und Anweisung nehmen und sich dann weiter, über den kritischen Augenblick hinweg und während der ganzen Bewegung Anweisungen geben.

Das Ziel ist es, die Übungen im Alltagsleben anzuwenden. Sobald Sie durch die Übungen gelernt haben, sich mühelos zu bücken, sollten Sie sich auch im Alltag so bücken. Sicher werden Sie nicht immer daran denken; je mehr Sie sich aber selbst daran erinnern und bewußt so handeln, desto schneller wird es Ihnen zur zweiten Natur werden.

Sich im Spiegel beobachten

Zunächst müssen Sie sich damit vertraut machen, vor einem Spiegel zu arbeiten, der Sie in ganzer Länge zeigt. Am besten geeignet ist ein ausklappbarer dreigeteilter Spiegel. Stellen Sie sich so weit entfernt vom Spiegel hin, daß Sie Ihren ganzen Körper auf einmal sehen können. Wir wissen, wie schwer es sein kann, sich selbst in Ruhe anzuschauen. Machen Sie sich trotzdem die Mühe, Ihr Spiegelbild gründlich und objektiv zu betrachten. Dabei ist wichtig, daß keine kritischen Wertungen Ihres Äußeren Sie ablenken. Normalerweise ist unsere erste Reaktion, wenn wir in den Spiegel schauen, irgend etwas zu «richten» – die Haare glattzustreichen, die Schultern nach hinten und den Bauch einzuziehen. Nehmen Sie keine Korrekturen vor, sondern studieren Sie Ihr Spiegelbild, als ob es jemand anders wäre. Versuchen Sie, das Bild als Ganzes in sich aufzunehmen – vom Kopf bis zu den Zehenspitzen –, anstatt in Einzelteilen (z. B. Schultern, Kopf, Taille und Beine).

Der Spiegel ist ein Werkzeug, das Ihnen hilft, fehlerhafte sensorische Wahrnehmungen zu erkennen und daran zu arbeiten. Das Falsche kann sich durchaus richtig anfühlen. Womöglich glauben Sie, sich ziemlich gerade zu halten, beim Blick in den Spiegel aber stellen Sie fest, daß eine Schulter höher ist als die andere, die Lendenwirbelsäule durchgebogen ist, der Hals nach vorn steht und so weiter. So wie Alexander seine Fehlhaltungen sehen, aber nicht fühlen konnte, werden auch Sie im Spiegel möglicherweise etwas sehen, was Sie nicht fühlen können. Wenn Sie mehr Erfahrung mit der objektiven Selbstbeobachtung gesammelt haben, wird Ihr Spiegelbild Ihnen zeigen, ob

Sie Ihrem Ziel näher kommen (etwa in dem Bestreben, den Kopf im Gleichgewicht und die Wirbelsäule gestreckt zu halten, wenn Sie sich bewegen). Der Spiegel hilft Ihnen, die Veränderungen rascher und effektiver herbeizuführen.

Stellen Sie sich die Muskulatur als eine Hülle vor, die das Skelett umschließt. Ist die Hülle zu klein für den Inhalt, werden die inneren Organe zusammengedrückt und das Skelett verformt. Führen Sie sich, während Sie Ihr Spiegelbild studieren, vor Augen, wie die Muskulatur möglicherweise das Skelett verzerrt. Wahrscheinlich werden Sie keine plötzlichen Einsichten haben, während Sie sich betrachten, sondern schrittweise Ihre Muster erkennen und begreifen, wie sie sich verändern sollten.

Bevor Sie mit den Übungen beginnen, lassen Sie sich ein bißchen Zeit, stellen Sie sich vor den Spiegel und betrachten Sie sich von Kopf bis Fuß. Nehmen Sie sich zunächst als Ganzheit wahr, und stellen Sie sich dann Fragen zu den einzelnen Teilen.

Kopf

Wo befindet sich mein Kopf in Relation zum Hals?
- Drückt er nach hinten und unten?
- Ist er zu tief zwischen die Schultern gezogen?
- Ist der Unterkiefer vorgeschoben?
- Drückt das Kinn nach unten auf den Hals?

Wie sitzt der Kopf auf der Wirbelsäule?
- Ist er nach links oder rechts geneigt?
- Ist er ein bißchen verdreht, wenn der restliche Körper frontal dem Spiegel zugewandt ist?

Oberer Oberkörper

Wo steht der Hals in Relation zum Rest der Wirbelsäule?
- Ist er weit nach vorn geschoben?
- Ist er zu weit nach hinten genommen, so daß er übertrieben gerade wirkt?
- Ist er nach rechts oder links geneigt?

Was machen die Schultern?
- Sind sie zu den Ohren hin hochgezogen?
- Sacken sie rund nach vorn?
- Sind sie streng nach hinten gezogen?
- Befinden sie sich auf gleicher Höhe?

Was ist mit Brust und Brustkorb?
- Ist der Brustkorb zu weit nach vorn gezogen?
- Sind die Rippen eingefallen?
- Halte ich die Rippen steif nach oben?

Unterer Oberkörper

Was geschieht im Lendenwirbelbereich?
- Ist er übertrieben durchgebogen?
- Ist er übermäßig abgeflacht?

Was macht der Bauch?
- Steht er zu weit vor?
- Ziehe ich ihn zu sehr ein?

Was ist mit dem Becken?
- Kippt es nach vorn oder nach hinten?
- Ist es zur einen oder anderen Seite hin verdreht?
- Steht eine Hüfte höher als die andere?

Extremitäten

Was ist mit den Armen?
- Hängen sie in gleicher Länge herunter?
- Sind sie zu weit nach innen oder außen verdreht?
- Winkele ich sie im Ellenbogenbereich an?

Was tun die Beine?
- Sind die Knie durchgedrückt?
- Sind die Knie unnötig gebeugt?
- Zeigen die Zehen nach innen, nach außen oder gerade nach vorn?

Seien Sie bei Ihren Beobachtungen objektiv, und fällen Sie kein Werturteil. Registrieren Sie, was Sie sehen, ohne etwas zu tun, um es zu verändern.

Die Leibowitz-Übungen

Eins vorweg: Wenn Sie Schmerzen haben, sollten Sie nur die Übung im Liegen und die Atemübung machen. Die sind sehr sanft und dürften Ihren Rücken entlasten. Wenn Sie sich besser fühlen, können Sie auch die anderen Übungen ausprobieren. Wenn Sie sich während irgendeiner Übung nicht wohlfühlen, hören Sie sofort damit auf. Grundsätzlich gilt, daß Sie ärztlichen Rat einholen sollten, bevor Sie mit einem neuen Übungsprogramm wie diesem beginnen.

Bei den Leibowitz-Übungen handelt es sich um Bewegungsabläufe, nicht um festgelegte Positionen oder Körperhaltungen. Bedenken Sie beim Betrachten der Illustrationen, daß diese einen Augenblick in einer kontinuierlichen Bewegung festhalten, nicht eine statische Position darstellen. Im Rahmen des vorgegebenen Körperbaus wird die Form Ihres Körpers im wesentlichen durch die Form Ihrer Bewegungen bestimmt (durch die Art und Weise, wie Sie Bewegungen ausführen). Zum Beispiel können Sie die Arme so benutzen, daß der Rücken belastet wird, die unteren Rippen sich zu weit nach vorn schieben und die Lendenwirbel übertrieben durchgebogen werden. Wenn Sie die Form Ihres Körpers verändern wollen, müssen Sie erkennen, wie Sie sich bewegen, um dann mit Hilfe der Alexander-Prinzipien und der entsprechenden Übungen die Bewegung zu verändern, die Ihren Körper verzerrt. Die folgenden Übungen sollen Ihnen helfen zu lernen, Ihre Bewegungen zu ändern.

Achten Sie darauf, daß Sie während der Übungen ständig inhibieren und Anweisungen geben. Ihr Ziel ist es, in der Bewegung, aber auch in Ruhestellung, den Kopf im Gleichgewicht zu halten und die Wirbelsäule zu voller Länge zu strecken. Bringen Sie den Kopf nicht gewaltsam in Position, und erzwingen Sie die Längung und Weitung der Wirbelsäule nicht. Das Länger- und Weiterwerden im Oberkörper rührt von einer inneren Ent-Spannung her, die durch die Inhibierung der alten Gewohnheit möglich wird.

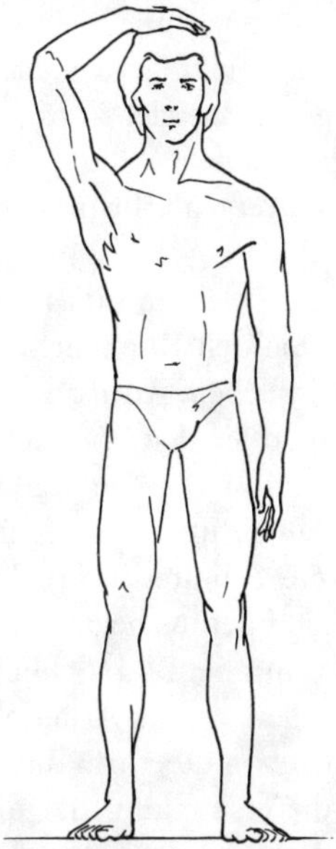

Abb. 8

Die Hand bewegen, um den Arm zu bewegen

1. Stellen Sie sich vor den Spiegel, die Füße in bequemem Abstand voneinander. Beobachten Sie sich im Spiegel. Ihr Blick sollte geradeaus gehen.
2. Inhibieren Sie: Sagen Sie nein dazu, daß Ihr Kopf nach unten auf die Wirbelsäule drückt.
3. Sagen Sie weiter nein dazu, daß der Kopf nach unten auf die Wirbelsäule drückt. Denken Sie die Anweisungen: *Möge mein Hals frei sein, mein Kopf nach vorn und nach oben gehen, der Oberkörper länger und weiter werden, die Beine sich vom Oberkörper lösen, die Schultern sich weiten.*
4. Denken Sie weiter die Anweisungen, und beginnen Sie, sich zu bewegen. Lassen Sie den ganzen rechten Arm von den Fingern nach oben führen, fast als wären Sie eine Marionette, deren Arm von unsichtbaren Fäden nach oben gezogen würde. Legen Sie die Handfläche auf den Kopf (siehe Abbildung 8).

5. Denken Sie erneut die Anweisungen.
6. Lassen Sie den Arm von den Fingern wieder nach unten führen, bis er an Ihrer Seite hängt – wobei der Kopf im Gleichgewicht und die Wirbelsäule «gelängt» bleiben sollte.
7. Wiederholen Sie die einzelnen Schritte mit dem anderen Arm.

Es ist wichtig, daß Sie sich während dieser Bewegung beobachten. Achten Sie darauf, daß Sie den Kopf nicht nach hinten und unten ziehen, wenn Sie den Arm heben. Auch zur Seite sollte sich der Kopf nicht verschieben, während Sie den Arm heben. Versuchen Sie, sich während der Übung im Profil vor den Spiegel zu stellen, damit Sie darauf achten können, daß Sie in der Bewegung nicht die Lendenwirbel durchbiegen oder die Schultern zurückziehen. Die Bewegung sollte nicht aus der Schulter heraus beginnen, sondern in den Fingerspitzen. Natürlich ist das nur ein Bild: Schließlich gibt es in den Fingern keine Muskeln, die den ganzen Arm heben könnten; die dafür zuständigen Muskeln sitzen in Oberarm und Schulter. Nach unserer Erfahrung trägt jedoch die Vorstellung, daß die Bewegung in den Fingern beginnt, dazu bei, sich von dem alten Bewegungsmuster zu befreien.

Wenn Sie den Arm heben können, ohne den Kopf nach unten zu drücken, unnötige Spannung in den Schultern aufzubauen oder die Lendenwirbel durchzubiegen, versuchen Sie es mit beiden Armen gleichzeitig. Vorsichtig! Es ist gar nicht so leicht, beide Arme auf einmal zu heben, ohne die Lendenwirbel durchzubiegen.

Den Arm heben, Teil 1

1. Stellen Sie sich vor den Spiegel, die Füße in bequemem Abstand voneinander.
2. Inhibieren Sie, und denken Sie die Anweisungen: *Möge mein Hals frei sein, mein Kopf nach vorn und nach oben gehen, der Oberkörper länger und weiter werden, die Beine sich vom Oberkörper lösen, die Schultern sich weiten.*
3. Denken Sie weiter die Anweisungen, lassen Sie den rechten Arm von den Fingern nach oben führen, und legen Sie die Handfläche

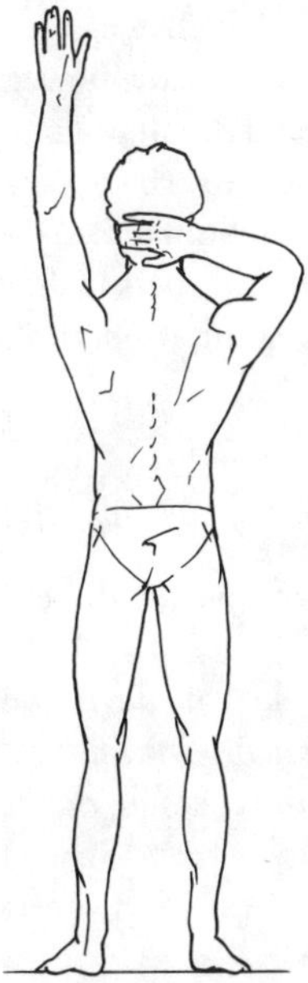

Abb. 9

an der Schädelbasis auf den Nacken. Machen Sie die Hand locker, damit Sie eventuelle Spannungen im Nacken spüren können.

4. Lassen Sie den linken Arm von den Fingern der linken Hand senkrecht zur Zimmerdecke führen, so daß Finger und Arm gestreckt sind (siehe Abbildung 9).
5. Denken Sie weiter das Gleichgewicht Ihres Kopfes und die Längung und Weitung des Oberkörpers, während Sie zuerst den linken und dann den rechten Arm mit Hilfe der Finger nach unten führen.
6. Wiederholen Sie die Übung seitenverkehrt.

Die Hand liegt an der Schädelbasis, um zu fühlen, ob Sie den Kopf nach hinten und unten ziehen. Achten sie auch darauf, daß Sie nicht das Kinn zum Hals hin anziehen. Beobachten Sie sich während der gesamten Bewegung im Spiegel, damit die Wirbelsäule «zentriert» bleibt. Die Vorstellung, daß die Bewegung des Arms von den Fingern ausgeht, soll verhindern, daß Sie die Bewegung in der Schulter beginnen lassen. Ziel ist, während der Bewegung in Hals, Schultern, Ellenbogen, Handgelenken und Fingern so locker wie möglich zu bleiben. Der Arm sollte sich frei im Schultergelenk bewegen – seine Bewegung sollte die Integrität des Oberkörpers nicht stören.

Wenn Sie jetzt die Bewegung wiederholen, überprüfen Sie sich an einem anderen Punkt.

Den Arm heben, Teil 2

1. Stellen Sie sich vor den Spiegel, die Füße in bequemem Abstand voneinander.
2. Inhibieren Sie, und denken Sie die Anweisungen: *Möge mein Hals frei sein, mein Kopf nach vorn und nach oben gehen, der Oberkörper länger und weiter werden, die Beine sich vom Oberkörper lösen, die Schultern sich weiten.* Sehen Sie im Spiegel die Wirbelsäule als Zentralachse (Axis) des Oberkörpers, auf der der Kopf im Gleichgewicht sitzt.
3. Denken Sie weiter die Anweisungen, während Sie den rechten Arm von den Fingern der rechten Hand hinter den Rücken führen lassen. Legen Sie die Hand mit der Handfläche nach außen unter das linke Schulterblatt.
4. Geben Sie den Fingern der linken Hand die Anweisung, den Arm in seitlichem Bogen und vollkommen gestreckt Richtung Decke zu heben (siehe Abbildung 10).
5. Lassen Sie den linken Arm nach unten kommen. Dann den rechten.
6. Wiederholen Sie die Bewegung seitenverkehrt.

Die rechte Hand liegt unter dem linken Schulterblatt, damit Sie nicht nach unten pressen, während Sie den Arm heben. Wenn der Arm völlig ausgestreckt ist, wird sich das Schulterblatt leicht heben. Außerdem soll Ihre Hand überwachen, ob die Rippen nach vorn gezogen werden. Die Rippen müssen ihre Position nicht verändern, wenn Sie den Arm heben. Beobachten Sie sich im Spiegel, damit während

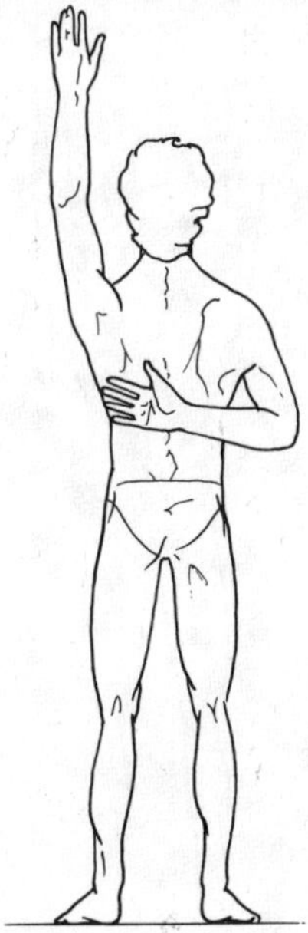

Abb. 10

der Bewegung das Gleichgewicht des Kopfes und die Zentrierung des Axis erhalten bleiben.

Beide Arme heben

1. Stellen Sie sich vor den Spiegel, die Füße in bequemem Abstand voneinander.
2. Inhibieren Sie und denken Sie die Anweisungen: *Möge mein Hals frei sein, mein Kopf nach vorn und nach oben gehen, der Oberkörper länger und weiter werden, die Beine sich vom Oberkörper lösen, die Schultern sich weiten.* Überprüfen Sie die Axiszentrierung und das Gleichgewicht des Kopfes.
3. Während Sie ständig darauf achten, daß Sie die Zentrierung des Axis und das Gleichgewicht des Kopfes aufrechterhalten, lassen Sie die Arme von den Fingern nach oben führen, bis sie in ganzer

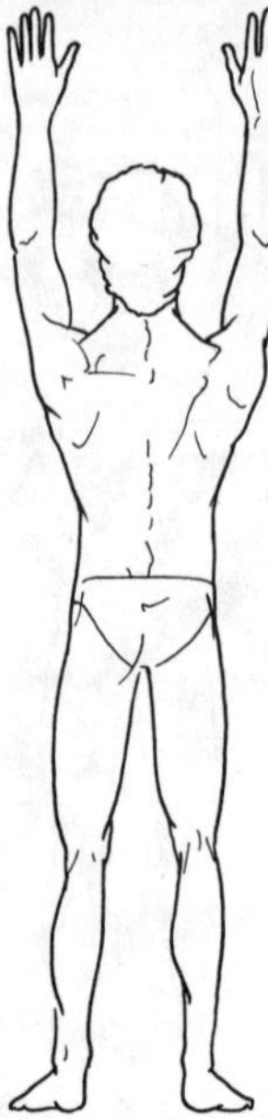

Abb. 11

Länge gen Decke gestreckt sind (siehe Abbildung 11). Ziehen Sie dabei nicht die Rippen nach vorn.

4. Während Sie weiter den Kopf nach vorn und oben denken und darauf achten, daß er im Gleichgewicht und der Axis zentriert bleibt, lassen Sie die Arme von den Fingern wieder nach unten führen.

Praktische Anwendung

– Stellen Sie sich vor den Spiegel. Inhibieren Sie, und denken Sie die Anweisungen. Legen Sie einen ganz leichten Gegenstand auf die ausgestreckte Handfläche einer Hand. Lassen Sie sich von den Fingern führen und bewegen Sie zuerst die Hand, dann auch den Arm. Der Gegenstand auf Ihrer Handfläche wird sich mühelos mit der Bewegung von Hand und Arm bewegen.

– Stellen Sie sich vor den Spiegel. Legen Sie einen leichten, unzerbrechlichen Gegenstand, etwa ein schmales Buch, auf einen Tisch oder Stuhl in der Nähe (so daß Sie sich nicht bücken müssen, um ihn aufzuheben). Inhibieren Sie, und geben Sie die Anweisungen. Betrachten Sie nun im Spiegel sich selbst und den Gegenstand. Beobachten Sie im Spiegel, wie die Finger den Arm zu dem Gegenstand führen. Lassen Sie Finger und Daumen Kontakt mit dem Gegenstand aufnehmen. Beobachten Sie die Vorgänge weiter im Spiegel, denken Sie weiter die Anweisungen, bewegen Sie die Hand, so daß der Arm nachfolgt, und heben Sie den Gegenstand hoch. Dann legen Sie ihn wieder hin. Üben Sie diese Bewegung weiter, und experimentieren Sie, um festzustellen, wie wenig Muskelkraft (Anspannung) nötig ist, um einen leichten Gegenstand zu bewegen.

Wiederholen Sie den Vorgang mit schwereren Gegenständen. Achten Sie darauf, ob Sie das Gewicht des Gegenstandes mit einem Druck des Kopfes auf den Oberkörper und einer Anspannung des gesamten Körpers vorwegnehmen. Wenn Sie nur eine Hand zum Aufheben des Gegenstandes brauchen, können Sie die andere in den Nacken an die Schädelbasis legen, um sich selbst zu überprüfen.

Inhibieren Sie jeden Wunsch, sich innerlich auf die Bewegung vorzubereiten. Mit der Vorbereitung ist gewöhnlich eine feine Form der Anspannung verbunden. Denken Sie statt dessen an Alexander-Anweisungen. Seien Sie durchaus bereit, den Gegenstand nicht hochzuheben. Vielleicht haben Sie das Gefühl, ihn unmöglich ohne die gewohnte Anspannung heben zu können. Während Sie weiter die Anweisungen denken, bringen Sie die Hand zu dem Gegenstand und lassen Sie zu, daß die Intelligenz Ihres Körpers entscheidet, wieviel Kraftaufwand nötig ist. *Anspannung bedeutet Gewicht.* Wenn Sie übermäßige Spannung mitbringen, fügen Sie das Gewicht Ihrer Spannungen dem des Gegenstandes hinzu.

Jeder Mensch hebt und bewegt ständig irgendwelche Gegenstände. Wir führen Essen zum Mund und den Kamm durchs Haar. Wir greifen nach Büchern, Zeitungen, TV-Fernbedienungen,

Schlüsseln, Bleistiften und Kugelschreibern, Brillen, Kosmetika, Zahnbürsten und so weiter. Dabei bieten sich viele Gelegenheiten zu beobachten, wie wir diese Tätigkeiten ausführen, und nach Wunsch etwas daran zu ändern.

- Stellen Sie sich mit einem Kamm oder einer Haarbürste in der Hand vor den Spiegel. Inhibieren Sie, und geben Sie die Anweisungen. Halten Sie die Längung der Wirbelsäule und das Gleichgewicht des Kopfes aufrecht, und lassen Sie den Arm von den Fingern zum Haar heraufführen. Kämmen Sie sich, während Sie weiterdenken, daß der Hals frei sein möge, der Kopf nach vorn und oben geht, der Oberkörper länger und weiter wird, die Schultern frei werden. Achten Sie darauf, daß Sie den Hals nicht unnötig anspannen. Probieren Sie dann dasselbe mit einer Zahnbürste, dem Make-up oder einem Rasierer. Alle diese Tätigkeiten eignen sich hervorragend für die Übungen, weil man sie sowieso meist vor dem Spiegel ausführt.

Kopfbewegungen

1. Stellen Sie sich vor den Spiegel, die Füße in bequemem Abstand voneinander. Betrachten Sie sich im Spiegel. Stellen Sie sich vor, daß durch Ihren Körper eine Zentralachse verläuft, auf der der Kopf ruht – zentriert und im Gleichgewicht.
2. Inhibieren Sie: Sagen Sie nein dazu, daß Ihr Kopf nach unten auf die Wirbelsäule drückt.
3. Denken Sie Ihre Anweisungen: *Möge mein Hals frei sein, mein Kopf nach vorn und nach oben gehen, der Oberkörper länger und weiter werden, die Beine sich vom Oberkörper lösen, die Schultern sich weiten.*
4. Während Sie fortfahren zu inhibieren und die Anweisungen denken, führen Sie jeweils einen Finger zu jedem Ihrer Ohren (siehe Abbildung 12; vgl. Abbildungen 9–11).
5. Stellen Sie sich vor, daß die Finger durch den Kopf hindurch zu einer Stange zusammenwachsen, wie die Stange in einem Scharnier. Alles, was über der Stange liegt, ist Ihr Kopf, alles darunter der Hals, und alles, was vor der Stange liegt, der Kiefer. Bei jeder

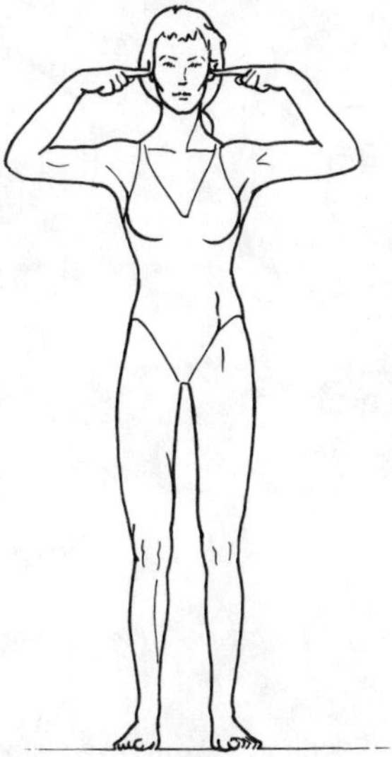

Abb. 12

Bewegung, die Sie mit dem Kopf machen, wird diese imaginäre Stange verhindern, daß der Kopf nach unten drückt und die Wirbelsäule zusammenpreßt.

6. Während Sie fortfahren, die Anweisungen zu denken, führen Sie die Arme wieder nach unten.

Horizontale Kopfbewegungen

1. Inhibieren Sie, und denken Sie die Anweisungen: *Möge mein Hals frei sein, mein Kopf nach vorn und nach oben gehen, der Oberkörper länger und weiter werden, die Beine sich vom Oberkörper lösen, die Schultern sich weiten.*
2. Drehen Sie den Kopf nach rechts, wobei Sie darauf achten, daß die Nase sich auf einer Linie bewegt, die parallel zum Boden verläuft. Dadurch wird vermieden, daß der Kopf sich zur Seite neigt.
3. Drehen Sie den Kopf zur Mitte zurück.
4. Wiederholen Sie alles, indem Sie den Kopf nach links drehen.

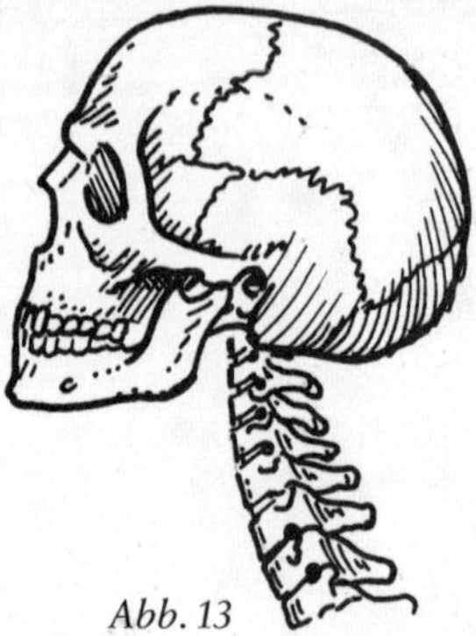

Abb. 13

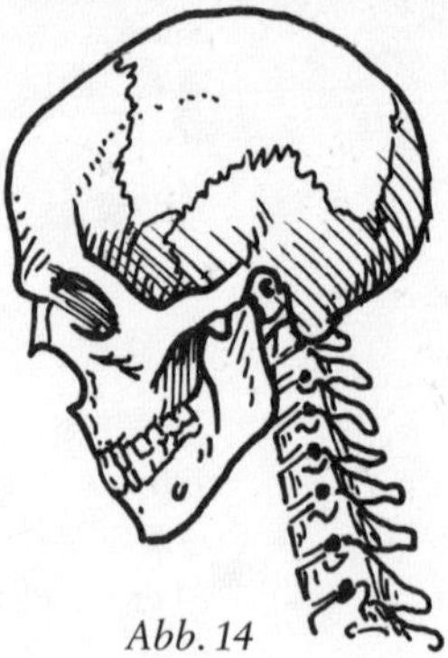

Abb. 14

Vertikale Kopfbewegungen

Nach oben blicken

1. Inhibieren Sie, und denken Sie die Anweisungen: *Möge mein Hals frei sein, mein Kopf nach vorn und nach oben gehen, der Oberkörper länger und weiter werden, die Beine sich vom Oberkörper lösen, die Schultern sich weiten.* Stellen Sie sich die Stange durch die Ohren vor. Die imaginäre Stange wird Ihnen helfen, den Kopf zu bewegen, ohne den Hals zusammenzupressen.
2. Bringen Sie die Hand unter «Führung» eines Fingers zum Hinterkopf, und legen Sie den Finger in die kleine Vertiefung an der Schädelbasis. Heben Sie die Augen zur Decke, und lassen Sie den Kopf in diese Richtung folgen. Dabei dreht sich der Kopf um die imaginäre Stange, die durch die Ohren verläuft (siehe Abbildung 13). Die Bewegung des Kopfes drückt nicht auf die Wirbelsäule.
3. Denken Sie erneut die Anweisungen. Stellen Sie sich weiter vor, daß der Kopf sich um die Stange dreht. Bewegen Sie Augen und Kopf nach unten, bis Sie wieder geradeaus blicken. Dabei sollte der Finger an der Schädelbasis keinen Druck erspüren.
4. Lassen Sie den Finger wieder sinken.

Nach unten blicken

1. Inhibieren Sie, und denken Sie die Anweisungen: *Möge mein Hals frei sein, mein Kopf nach vorn und nach oben gehen, der Oberkörper länger und weiter werden, die Beine sich vom Oberkörper lösen, die Schultern sich weiten.* Stellen Sie sich die Stange durch die Ohren vor.
2. Bringen Sie die Hand unter «Führung» eines Fingers zum Hinterkopf und legen Sie den Finger in die kleine Vertiefung an der Schädelbasis. Senken Sie den Blick gen Boden, und lassen Sie den Kopf in diese Richtung folgen. Wieder dreht sich der Kopf um die Stange, während er sich nach unten neigt (siehe Abbildung 14).
3. Denken Sie erneut die Anweisungen. Stellen Sie sich weiter vor, daß Ihr Kopf sich um die Stange dreht. Heben Sie Augen und Kopf wieder nach oben, bis Sie erneut geradeaus schauen.
4. Lassen Sie den Finger wieder sinken.

Es ist wichtig, daß Sie fortfahren, die Anweisungen zu denken, während Sie den Kopf auf und ab bewegen. Auf diese Weise verhindern Sie, daß der Kopf auf den Hals drückt, und Längung und Weitung des Oberkörpers bleiben erhalten. Schließlich wollen Sie ja nicht, daß der Oberkörper zusammensinkt, nur weil Sie den Kopf nach vorn neigen. Wenn Sie den Kopf bewegen, um nach oben zu schauen, achten Sie darauf, daß Sie die Lendenwirbel nicht durchbiegen. Der Kopf sollte in der Lage sein, sich unabhängig vom Oberkörper zu bewegen.

Praktische Anwendung

- Stellen Sie sich im Profil vor den Spiegel. Führen Sie die eben beschriebenen Übungsschritte aus, und drehen Sie dann den Kopf zur Seite, so daß Sie direkt in den Spiegel schauen. Achten Sie darauf, daß der Hals frei bleibt, während Sie den Kopf drehen. Blicken Sie dann wieder geradeaus.
- Inhibieren Sie, und geben Sie die Anweisungen. Gehen Sie die oben beschriebenen Übungsschritte im Geiste durch, und blicken Sie dann nach unten auf Ihre Schuhe. Geben Sie sich die Anweisung, den Kopf wieder zu zentrieren. Geben Sie sich die Anweisung, zur

Decke zu blicken. Geben Sie sich die Anweisung, den Kopf erneut zu zentrieren.

- Während Sie inhibieren und die Anweisungen geben, gehen Sie im Zimmer umher, als ob Sie die Straße entlanggingen. Blicken Sie nach rechts, links, oben und unten, als ob Sie Schaufenster betrachteten, zur Erde blickten oder den Blick nach oben auf Gebäude oder Verkehrsampeln richteten. Schauen Sie sich wirklich um, und nehmen Sie das Zimmer bewußt wahr. Während Sie gehen und den Kopf bewegen, geben Sie sich weiter die Anweisungen.
- (Bei dieser Anwendung werden die Übungen für Kopf und Arme gleichzeitig berücksichtigt.) Lassen Sie den Arm von den Fingern zum Telefon führen, und ergreifen Sie den Hörer mit Daumen und Fingern. Jetzt wird der Hörer zu einer Verlängerung der Hand; wenn Sie die Hand bewegen, bewegt er sich automatisch mit. Anstatt den Kopf zum Telefon hinzusenken, heben Sie den Hörer zum Kopf empor. Behalten Sie die nach oben gerichtete Einstellung bei, während Sie in den Hörer sprechen und die Hand ihn wieder nach unten führt.

Senkrecht in die Hocke gehen, Teil 1

1. Stellen Sie sich vor den Spiegel, die Füße in bequemem Abstand voneinander und leicht nach außen gerichtet.
2. Inhibieren Sie, und denken Sie die Anweisungen: *Möge mein Hals frei sein, mein Kopf nach vorn und nach oben gehen, der Oberkörper länger und weiter werden, die Beine sich vom Oberkörper lösen, die Schultern sich weiten.* Sehen Sie im Spiegel, wie Ihr Kopf auf der Wirbelsäule sitzt. Fordern Sie den Oberkörper auf, in Richtung des Kopfes länger und weiter zu werden. Sie öffnen sich für Ihre vollen Dimensionen, machen Platz für ihre Knochen.
3. Blicken Sie in den Spiegel, und spüren Sie, wo die zentrale Achse des Körpers (die Wirbelsäule) verläuft. Sie führt vom unteren Ende des Oberkörpers zum Kopf. Ihr Kopf ist auf dem Axis zentriert, von Ihrem Gesicht bis zum Fußboden läßt sich eine lotrechte Linie ziehen.
4. Während Sie weiter diese Gedanken denken, beobachten Sie, wie

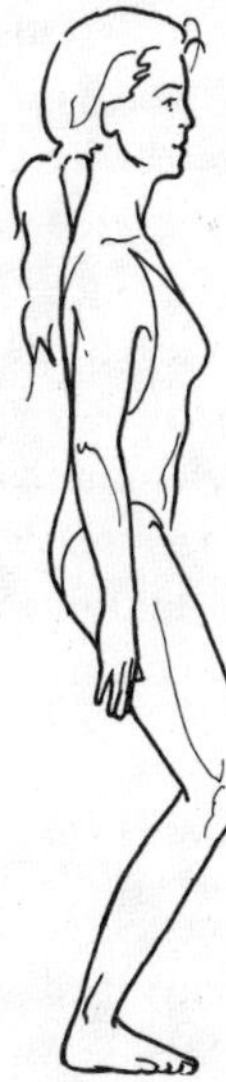

Abb. 15

sich die Zentralachse etwa fünfzehn Zentimeter nach unten senkt, indem Sie die Knie über den Zehen beugen. Geben Sie, während Sie die Knie beugen, Anweisungen, damit der Kopf im Gleichgewicht und die Länge der Wirbelsäule erhalten bleiben (siehe Abbildung 15).

5. Denken Sie erneut die Anweisungen.
6. Behalten Sie die Länge des Oberkörpers bei, und beobachten Sie, wie der Kopf die Zentralachse nach oben führt, indem Sie die Knie wieder strecken.

Während sich der Körper in verschiedene Richtungen bewegt, sollte sich der Energiefluß im Oberkörper immer zum Kopf hin bewegen. Indem Sie Muskeln verspannen, machen Sie den Körper schwerer, so daß Sie von seinem Gewicht nach unten gezogen werden. Wenn Sie die überflüssige Spannung lösen, werden Sie buchstäblich leichter; es gibt mehr Platz für die inneren Organe, das Blut wird rascher zirkulieren. Der «Energiefluß nach oben» führt zur Bereitschaft, dem Körper seinen vollen Raum zu gewähren, so daß Sie nach oben aus sich «herausgehen» können, anstatt sich nach unten in sich selbst zurückzuziehen. Die Folge ist ein direkterer Kontakt mit der Welt, in der Sie leben. Mit anderen Worten: Energiefluß kann auch eine innere Haltung sein.

Während Sie senkrecht in die Hocke gehen, sollte die Länge des Oberkörpers erhalten bleiben. Sie bewegen sich nach unten, weil Sie den Abstand zwischen Hüftgelenk und Boden verringern, indem Sie die Knie über den Zehen beugen. Die Bewegung findet in Hüften, Knien und Knöcheln statt. Die Haltung des Kopfes oder der Lendenwirbelbereich sollten sich dabei nicht verändern.

Senkrecht in die Hocke gehen, Teil 2

1. Stellen Sie sich vor den Spiegel, die Füße in bequemem Abstand voneinander und leicht nach außen gerichtet.
2. Inhibieren Sie, und geben Sie die Anweisungen: *Möge mein Hals frei sein, mein Kopf nach vorn und nach oben gehen, der Oberkörper länger und weiter werden, die Beine sich vom Oberkörper lösen, die Schultern sich weiten.* Entdecken Sie im Spiegel Ihre Zentralachse.
3. Während Sie weiter inhibieren und Anweisungen geben, führen Sie die eine Hand mit der Handfläche nach außen zu den Lendenwirbeln (vgl. die Übungen zum Gebrauch von Händen und Armen) und die andere mit der Handfläche nach innen vorn auf das Hüftgelenk (siehe Abbildung 16). Mit den Händen überprüfen Sie, ob Sie den Lendenwirbelbereich auch nicht zu sehr durchbiegen oder das Becken kippen.
4. Während Sie die Balance des Kopfes und die Längung der Wirbelsäule aufrechterhalten, denken Sie weiter die Anweisungen und beobachten, wie die zentrale Achse sich senkt, indem Sie die Knie über den Zehen beugen. Dabei sollte sich an Ihrem Rücken (der Partie zwischen Ihren Händen) nichts verändern.

Nach und nach können Sie dann tiefer in die Hocke gehen.

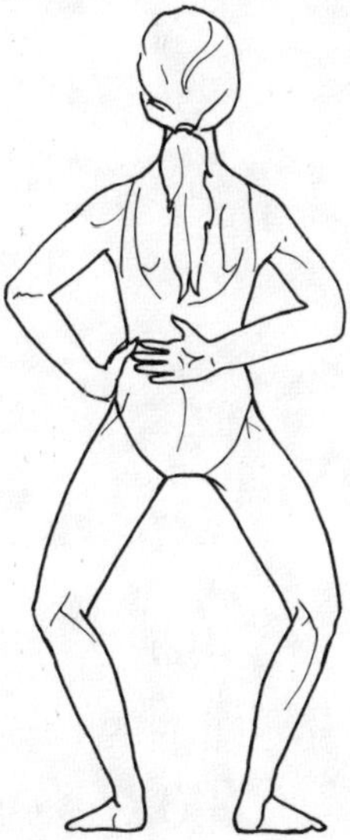

Abb. 16

Die Knie beugen und sich nach vorn lehnen

1. Stellen Sie sich hin, die Füße in bequemem Abstand voneinander und leicht nach außen gerichtet.
2. Inhibieren Sie, und denken Sie die Anweisungen: *Möge mein Hals frei sein, mein Kopf nach vorn und nach oben gehen, der Oberkörper länger und weiter werden, die Beine sich vom Oberkörper lösen, die Schultern sich weiten.* Entdecken Sie im Spiegel Ihre Achse, und sehen Sie, wie der Kopf auf der Wirbelsäule sitzt.
3. Lassen Sie die Hände von den Fingern zu den beiden «Rollhügeln» (*Trochanter major*) an der Außenseite der Oberschenkelknochen führen (siehe Abbildung 17, S. 132). Stellen Sie sich vor, daß die Finger durch den Körper hindurch zusammenwachsen und die Stange eines Scharniers bilden. Diese Stange verläuft durch Ihre Hüftgelenke. Alles oberhalb dieser imaginären Stange ist der Oberkörper, alles darunter die Beine.
4. Denken Sie weiter die Anweisungen und beugen Sie die Knie.

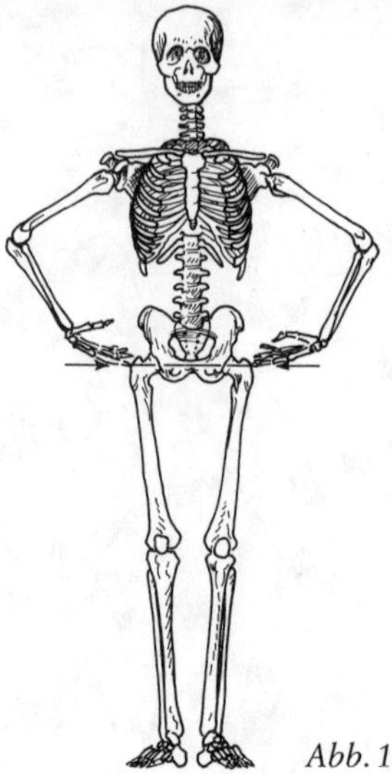

Abb. 17

5. Lassen Sie den Oberkörper sich aus den Hüften heraus vorbeugen, indem Sie sich vorstellen, daß er sich um das imaginäre Gelenk dreht. Beugen Sie sich dort, wo Ihre Hände liegen (siehe Abbildung 18).
6. Stellen Sie sich vor, daß der Kopf die länger werdende Wirbelsäule führt, während Sie den Oberkörper um die Stange drehen. Strekken Sie die Knie wieder, und lassen Sie die Arme an den Seiten herunterhängen, wenn Sie erneut aufrecht stehen.

Immer wenn Sie sich in den Hüftgelenken beugen, sollte der Körper sich zum Kopf hin lösen und länger werden; die Beine sollten sich zum Knie hin lösen und länger werden. Wir haben die Bewegung des Beugens unterteilt – zunächst beugen Sie nur die Knie, dann beugen Sie die Knie und lehnen den Oberkörper nach vorn –, damit Sie sich Ihrer Gewohnheiten beim Bücken und eventueller Veränderungen besser bewußt werden können. Im Alltag werden diese beiden Bewegungsschritte simultan vollzogen. Wenn Sie mit dieser Art, sich zu

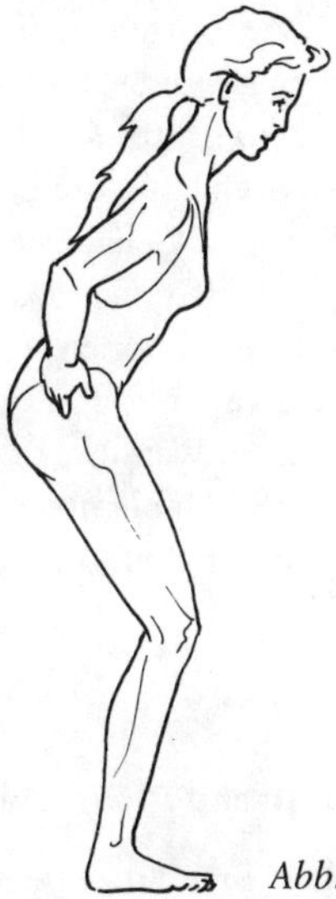

Abb. 18

bücken, erst vertrauter sind, werden Sie feststellen, daß Sie gleichzeitig die Knie beugen und sich aus den Hüftgelenken heraus nach vorn lehnen können.

Wenn Sie den Oberkörper nach vorn beugen, können Sie die Bewegungen nicht mehr im Spiegel sehen, da Sie auf den Boden blicken. Erst wenn Sie sich aufrichten, können Sie wieder in den Spiegel schauen. Legen Sie Ihre Hände direkt über die Hüftgelenke und finden Sie heraus, von wo die Bewegung ausgehen sollte. Sie können die Bewegung auch versuchen, indem Sie eine Hand vorn aufs Hüftgelenk legen und die andere hinten auf die Lendenwirbelsäule. Auf diese Weise merken Sie, ob Sie den Rücken zu stark durchbiegen oder «abflachen».

Die Hände sollten locker bleiben, während Sie auf Hüftgelenk und Lendenwirbel liegen; so können Sie eher spüren, ob Sie zuviel Kraft im Lendenwirbelbereich aufwenden. Achten Sie darauf, daß der Kopf nicht nach hinten und unten zieht, während Sie sich vornüberbeugen. Behalten Sie auch in der Beugung dieselbe Relation zwischen Kopf,

Hals und Oberkörper bei wie im Stehen. Sich so zu beugen, ist ungefährlich und für den Rücken gesund.

Viele Menschen bücken sich aus der Taille heraus (wo es kein Scharniergelenk gibt). Dadurch kann die Lendenwirbelsäule beschädigt werden. Denn die winzigen Gelenke zwischen den Wirbeln des Rückgrats, die man Dornfortsätze nennt, machen es zwar möglich, daß Sie sich drehen und biegen können, sind aber – anders als die Gelenke im Bein (Knöchel, Knie und Hüftgelenke) – nicht geeignet, ein größeres Gewicht zu tragen. Wenn Sie sich bücken, sollten Sie jene drei Gelenkpaare einsetzen. Anfangs mag dieser Bewegungsablauf ungewohnt sein für Sie, mit der Zeit aber wird er Ihnen immer vertrauter werden.

Praktische Anwendung

– Sich auf einen Stuhl setzen bzw. von einem Stuhl aufstehen. Bei uns allen sind die mit dem Hinsetzen und Aufstehen verbundenen Gewohnheiten besonders eingeschliffen. Oft lassen wir uns einfach in einen Sessel fallen, weil wir wissen, daß er unseren Schwung abfängt. Anstatt auf den Stuhl zu plumpsen und beim Aufstehen überflüssigen Druck im Rücken aufzubauen, sollten Sie sich das Hinsetzen und Aufstehen als andere Form des Bückens vorstellen.

Plazieren Sie einen Sessel oder einen Stuhl hinter sich. Stellen Sie sich vor den Spiegel, und beobachten Sie die Balance des Kopfes auf dem Axis. Inhibieren Sie, und geben Sie die Anweisungen. Während Sie denken, daß Sie länger werden, lassen Sie die Knie sich über den Zehen beugen, lassen Sie den Oberkörper sich aus dem Hüftgelenk heraus nach vorn beugen, und beugen Sie immer weiter die Knie, bis Sie den Stuhl erreichen (siehe Abbildung 19). Wenn Sie die Sitzfläche erreicht haben, lassen Sie den Oberkörper sich in den Hüftgelenken nach hinten drehen, bis Sie aufrecht auf dem Stuhl sitzen.

Als nächstes führt der Kopf den Oberkörper um die imaginäre Stange in den Hüftgelenken nach vorn, während Sie sich weiter entsprechende Anweisungen geben. Dabei wird nach und nach das

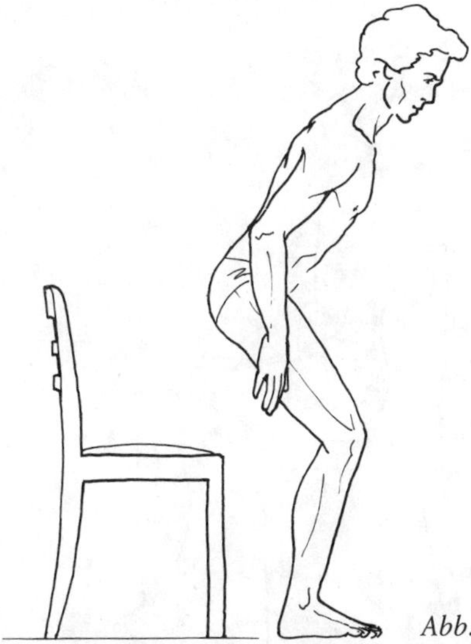

Abb. 19

Gewicht auf die Füße verlagert. Drücken Sie die Füße sachte gegen den Boden, um die Beine zu strecken.

Viele Menschen überbeanspruchen ihre Rückenmuskeln, wenn sie sich von einem Stuhl erheben. Wenn der Kopf ausbalanciert und der Oberkörper lang und weit bleibt, leistet der Rücken wenig Arbeit – die Beine erledigen alles. Probieren Sie diesen Ablauf im Profil vor einem Spiegel, um sicherzustellen, daß Sie nicht den Rücken durchbiegen oder im Stehen nach vorn sacken.

Sitzen ist eine der schwierigsten Aufgaben, mit denen der Mensch konfrontiert ist. Im Sitzen wird auf den Körper mehr Druck ausgeübt als im Stehen. Sitzen ist eine *Tätigkeit.* Um gut zu sitzen, müssen Sie perfekt auf den Sitzbeinen balancieren, damit das Gewicht des Körpers von Stuhl, Sofa oder Sessel abgestützt wird. Da die Beine beim Sitzen keine Arbeit verrichten müssen, sollten Sie locker und frei sein. Wenn Sie inhibieren und Anweisungen geben, wirken die Muskeln des Oberkörpers zusammen und stützen Sie auf sanfte Weise (siehe Abbildung 20, S. 136). Wenn Sie

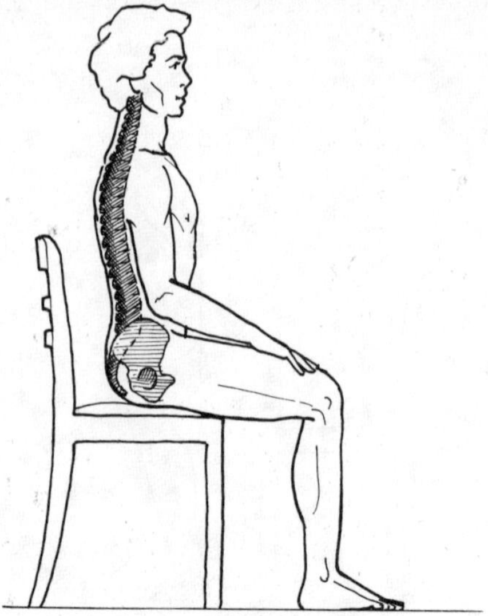

Abb. 20

diese Muskeln völlig lockerlassen, sacken Sie in sich zusammen (siehe Abbildung 21). Wenn Sie erst geschickt mit Inhibition und Anweisungen umgehen können, erscheint Ihnen diese leichte Muskelarbeit nicht mehr als Anstrengung, sondern ganz natürlich. Dann werden Sie die zusammengesackte Haltung als unnatürlich empfinden.

Wenn Sie längere Zeit sitzen müssen, sollten Sie dafür am besten einen Stuhl mit einer guten Rückenlehne wählen.

– Wenn Sie sich über ein Waschbecken beugen, gehen Sie zunächst alle eben beschriebenen Schritte zum Thema Bücken durch. Halten Sie, während Sie sich über das Becken beugen, das Gleichgewicht des Kopfes und die Längung und Weitung des Oberkörpers aufrecht. Lassen Sie den Arm von der Hand zum Wasserhahn führen. Ergreifen Sie dann den Hahn und drehen das Handgelenk, um ihn aufzudrehen und sich die Hände zu waschen. Gehen Sie beim Zudrehen des Hahnes ebenso vor. Während Sie sich weiter die Anweisungen geben, strecken Sie die Beine, um sich aufzurichten. Lassen

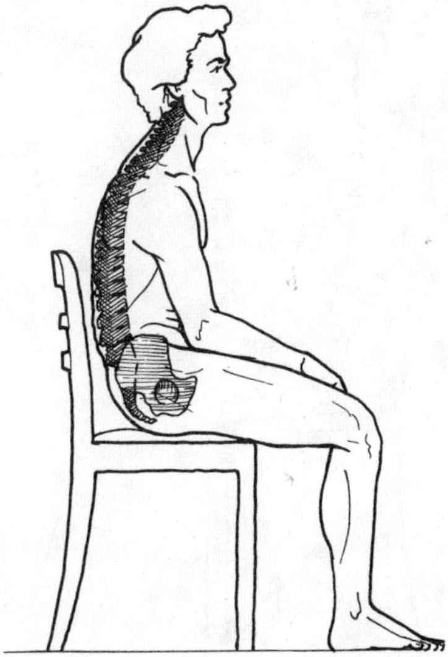

Abb. 21

Sie den Arm von der Hand zum Handtuch führen, und trocknen Sie sich die Hände ab.

Bei allen beschriebenen Bewegungsabläufen gibt es eine Konstante: die Balance des Kopfes und die Längung und Weitung der Wirbelsäule. Sie ist eher ein Gedanke als eine Aktion.

Sich auf dem Stuhl vor- oder zurücklehnen

1. Setzen Sie sich vorn auf dem Stuhl (also fast auf die Stuhlkante) vor einen Spiegel, die Füße flach auf dem Boden, den Blick geradeaus in Richtung Spiegel.
2. Inhibieren Sie, und denken Sie die Anweisungen: *Möge mein Hals frei sein, mein Kopf nach vorn und nach oben gehen, der Oberkörper länger und weiter werden, die Beine sich vom Oberkörper lösen, die Schultern sich weiten.* Überprüfen Sie im Spiegel die Balance des Kopfes und die Längung der Wirbelsäule.

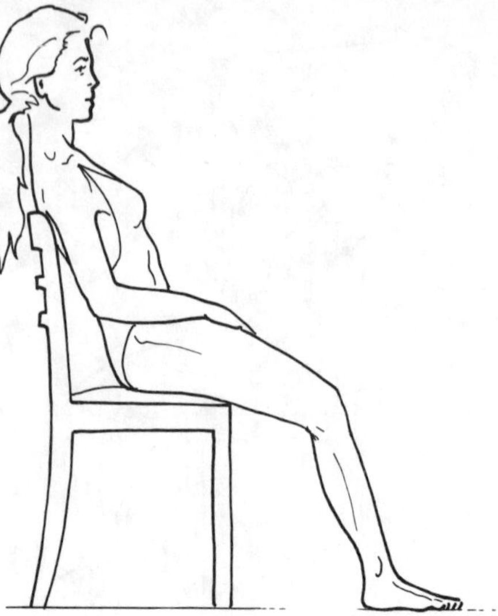

Abb. 22

3. Während Sie die Anweisungen denken und die Füße fest auf dem Boden bleiben, kippen Sie den Oberkörper in den Hüftgelenken nach hinten, bis der Rücken an der Stuhllehne ruht (siehe Abbildung 22). Der Blick bleibt auf den Spiegel gerichtet.
4. Denken Sie erneut die Anweisungen. Während die Füße weiter fest auf dem Boden stehen und der Blick geradeaus geht, lassen Sie den Oberkörper vom Kopf nach oben führen. Drehen Sie sich so in den Hüftgelenken, daß Sie schließlich wieder senkrecht sitzen. Die Arbeit tut die Hüftmuskulatur.
5. Lassen Sie den Oberkörper vom Kopf in eine Vorwärtsbeugung führen (als ob Sie sich zu einem Tisch hin lehnen würden). Lassen Sie die Bewegungen in den Hüftgelenken stattfinden (siehe Abbildung 23).
6. Denken Sie weiter die Anweisungen, und lassen Sie den Oberkörper vom Kopf nach oben führen, bis Sie wieder senkrecht sitzen.

Während dieser gesamten Bewegung bleibt der Kopf im Gleichgewicht oben auf der Wirbelsäule; der Oberkörper ist weit und lang

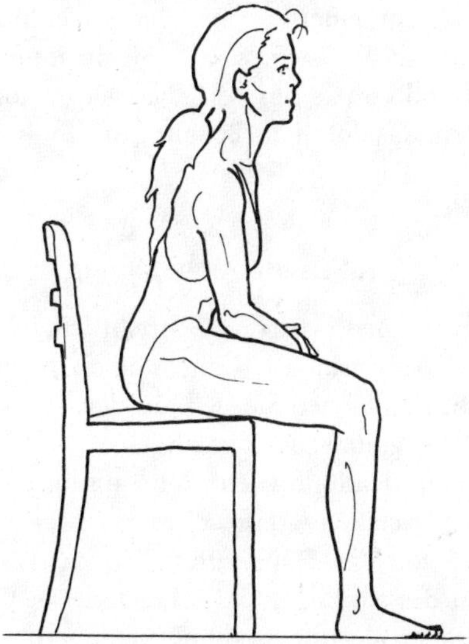

Abb. 23

und bewegt sich als Ganzes aus den Hüftgelenken heraus. Während Sie sich aus der Senkrechten gegen die Stuhllehne neigen und dann wieder in die Senkrechte zurückkehren, geht der Blick weiter geradeaus. In den Lendenwirbeln sollte sich während der Bewegung nichts verändern.

Wenn Sie die Bewegung wiederholen, können Sie eine Hand auf das Hüftgelenk legen und die andere auf die Lendenwirbel, um sicherzustellen, daß Sie die Lendenwirbelmuskulatur nicht überbeanspruchen. Sie können die Bewegung auch wiederholen, indem Sie eine Hand an die Schädelbasis legen (um die Balance des Kopfes zu überprüfen), die andere auf die Lendenwirbel, damit Sie den Kopf nicht zurückziehen oder die Lendenwirbelmuskulatur übermäßig anspannen.

Wir verbringen ein gut Teil unseres Lebens im Sitzen – an Schreibtischen oder Tischen, in Sesseln oder auf Autositzen. Jeden Tag vollführt man unzählige Male die Drehung um die Hüftgelenke. Wenn Sie sitzen, sollten Sie Ihre Bewegungen aus den Hüftgelenken heraus beginnen und nicht mit einer Beugung der Taille. Indem Sie sich auf diese Weise effizienter bewegen, werden Sie nicht nur mit mehr Freiheit, Lockerheit und Grazie durchs Leben gehen, sondern auch das Trauma beseitigen, das durch die Beugung der Taille entstehen kann.

Praktische Anwendung

- Setzen Sie sich an einen Tisch oder Schreibtisch. Inhibieren Sie, und denken Sie die Anweisungen. Gehen Sie die oben beschriebenen Schritte durch, und lehnen Sie sich aus den Hüftgelenken heraus mal vom Tisch weg, mal zum Tisch hin.
- Wenn Sie sich aus den Hüftgelenken heraus nach vorn lehnen, um etwas auf dem Tisch zu ergreifen oder zu bewegen, versuchen Sie, die Bewegung von der Hand führen zu lassen. Halten Sie das Gleichgewicht des Kopfes und die Längung im Oberkörper aufrecht, während Sie Bleistifte und Büroklammern von der einen auf die andere Seite legen (siehe Abbildung 24).
- Viele Sessellehnen und Autositze sind nach hinten geneigt. Sacken Sie nicht in der Mitte zusammen, wenn Sie sich zurücklehnen, sondern lassen Sie die Bewegung in den Hüftgelenken geschehen, während Sie länger und weiter werden.

Sich bücken mit weitgespreizten Beinen, Teil 1

Für alle, die Tanzunterricht genommen haben, sei vorausgeschickt, daß es sich im folgenden um eine Form der zweiten Position, also des Plié, handelt.

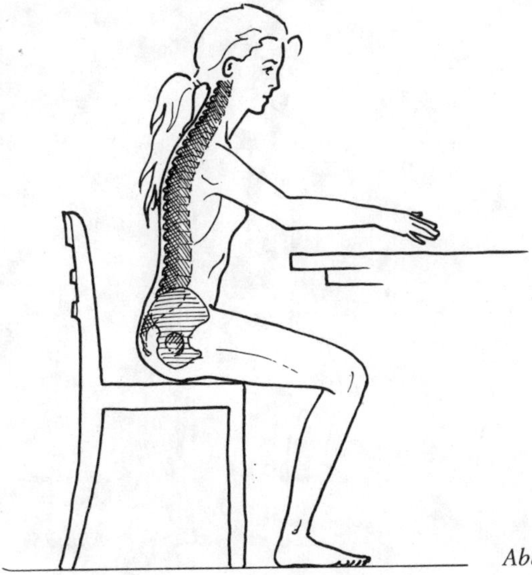

Abb. 24

1. Stellen Sie sich vor den Spiegel, die Beine weit auseinandergespreizt und die Füße etwas nach außen gerichtet.
2. Inhibieren Sie, und denken Sie die Anweisungen: *Möge mein Hals frei sein, mein Kopf nach vorn und nach oben gehen, der Oberkörper länger und weiter werden, die Beine sich vom Oberkörper lösen, die Schultern sich weiten.* Entdecken Sie im Spiegel Ihre Vertikalachse.
3. Lassen Sie die Vertikalachse nach unten kommen, indem Sie die Knie über den Zehen beugen (siehe Abbildung 25, S. 142).
4. Denken Sie erneut die Anweisungen, und drücken Sie die Füße sanft nach unten, um die Beine wieder zu strecken. Achten Sie darauf, nicht den Rücken durchzubiegen.

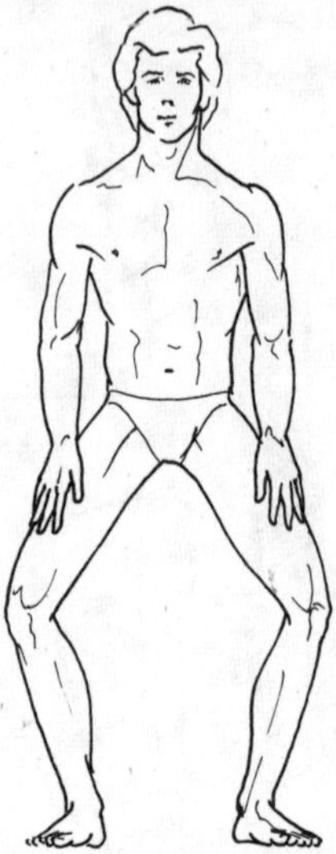

Abb. 25

Sich bücken mit weitgespreizten Beinen, Teil 2

1. Inhibieren Sie, und denken Sie die Anweisungen: *Möge mein Hals frei sein, mein Kopf nach vorn und nach oben gehen, der Oberkörper länger und weiter werden, die Beine sich vom Oberkörper lösen, die Schultern sich weiten.* Entdecken Sie im Spiegel Ihre Zentralachse.
2. Beobachten Sie, wie sich im Spiegel die Zentralachse nach links bewegt, wenn Sie das linke Knie über dem linken Fuß beugen. Das rechte Bein bleibt gerade (siehe Abbildung 26).
3. Zentrieren Sie die Achse wieder, indem Sie sanft den Fuß gegen den Boden drücken, um das Bein zu strecken.
4. Lassen Sie die Zentralachse nach rechts wandern, indem Sie das rechte Knie über dem rechten Fuß beugen. Das linke Bein bleibt gerade.
5. Zentrieren Sie die Achse wieder, indem Sie sanft den rechten Fuß gegen den Boden drücken, um das Bein zu strecken. Bei dieser

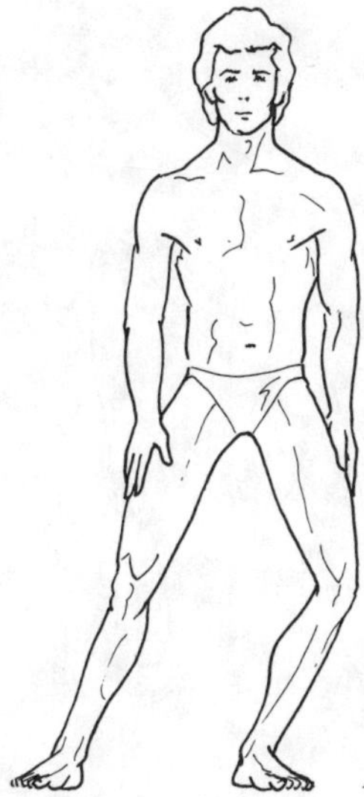

Abb. 26

Bewegung ist es sehr wichtig, daß der Lendenwirbelbereich sich nicht verspannt oder durchbiegt.

Der Ausfallschritt

1. Stellen Sie sich vor den Spiegel, die Füße in bequemem Abstand voneinander.
2. Inhibieren Sie, und denken Sie die Anweisungen: *Möge mein Hals frei sein, mein Kopf nach vorn und nach oben gehen, der Oberkörper länger und weiter werden, die Beine sich vom Oberkörper lösen, die Schultern sich weiten.* Denken Sie an die imaginäre Stange durch die Ohren, die die Trennlinie zwischen Kopf und Hals markiert. Denken Sie außerdem an die imaginäre Stange durch die Hüftgelenke, die die Trennlinie zwischen Oberkörper und Beinen markiert.
3. Während Sie weiter die Anweisungen denken, lassen Sie die Zentralachse nach rechts wandern, so daß das Gewicht auf dem rech-

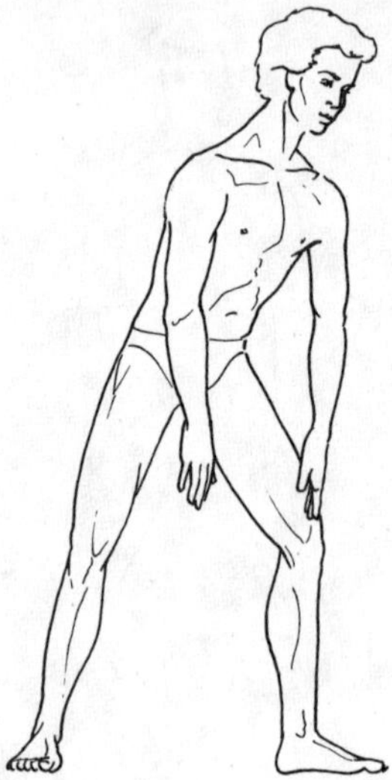

Abb. 27

ten Fuß ruht. Beobachten Sie sich im Spiegel, während Sie das Gewicht verlagern, damit Schultern und Becken in der Waagerechten bleiben. Heben Sie die Hüfte nicht an, und beugen Sie sich nicht in der Taille, während Sie das Gewicht verlagern.

4. Lassen Sie das linke Knie sich beugen, und machen Sie einen Schritt zur Seite, so daß die Beine weit auseinanderstehen und die Füße leicht nach außen gerichtet sind.
5. Lassen Sie den Körper sich in den Fußgelenken drehen, so daß er sich in die Richtung des linken Fußes wendet.
6. Denken Sie an die Längung und Weitung, lassen Sie das linke Knie sich nach vorn beugen, und lehnen Sie den Oberkörper über die imaginäre Stange in der Hüfte nach vorn. Lassen Sie die Arme hängen. Beugen Sie das rechte Knie nicht, und lassen Sie den rechten Fuß flach auf dem Boden stehen (siehe Abbildung 27).
7. Strecken Sie das Knie, und richten Sie gleichzeitig den Körper auf, so daß Sie wieder direkt dem Spiegel zugewandt stehen.
8. Wiederholen Sie diese Übung mit dem rechten Knie.

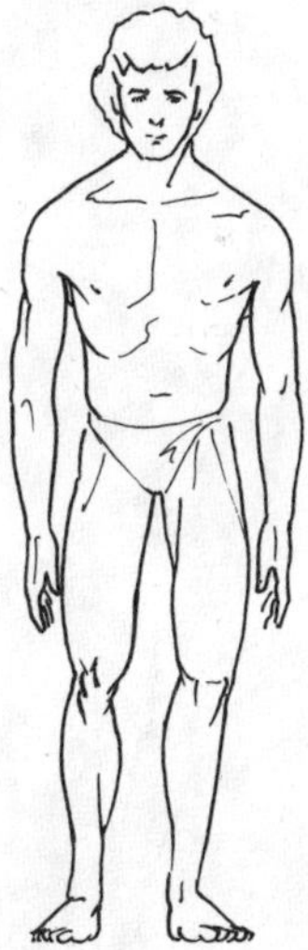

Abb. 28

Während Sie sich nach rechts und links wenden, lassen Sie Knöchel, Knie und Hüften frei, so daß die Bewegung in den Gelenken stattfinden kann. Neigen Sie sich nach vorn, wenn das Knie sich beugt. Der Ausfallschritt ist prinzipiell dieselbe Beugebewegung, die wir in diesem Kapitel bereits besprochen haben, nur ist dabei ein Knie gebeugt. Überprüfen Sie im Profil vor dem Spiegel, ob Sie sich bei dieser Bewegung nicht in der Taille beugen.

Diesen Bewegungsablauf können Sie auch üben, indem Sie einen Fuß schräg vor den anderen stellen (siehe Abbildung 28).

Praktische Anwendung

– Stellen Sie zwei Stühle im Abstand von 120 bis 180 Zentimetern vor den Spiegel, je nachdem, wie groß Sie sind. Je größer Sie sind, desto weiter sollten die Stühle auseinanderstehen. Legen Sie einen Gegenstand auf den Stuhl zur Linken. Es geht darum, den Gegen-

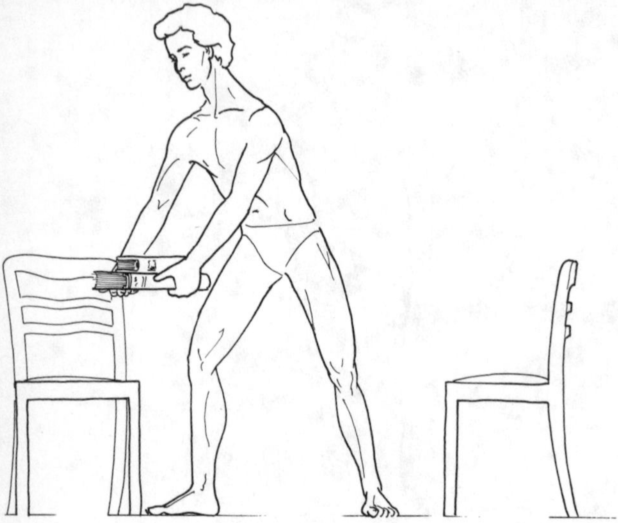

Abb. 29

stand von einem Stuhl zum andern zu bewegen. Stellen Sie sich vor den Spiegel, zwischen die Stühle, und spreizen Sie die Beine weit auseinander, die Füße bequem nach außen gerichtet. Inhibieren Sie, und denken Sie die Anweisungen. Blicken Sie auf den Gegenstand. Lassen Sie den Kopf von den Augen führen. Drehen Sie sich um die Knöchel, um sich dem Stuhl zuzuwenden. Die Füße bewegen sich dabei nicht vom Fleck. Denken Sie wieder die Anweisungen. Während die Hand den Arm zum Gegenstand führt, lassen Sie das linke Knie sich beugen und den Oberkörper sich aus den Hüftgelenken heraus nach vorn neigen (siehe Abbildung 29). Ergreifen Sie den Gegenstand. Ohne die Spannung in Arm oder Schulter zu erhöhen (also ohne sich innerlich für das Anheben des Gegenstandes zu «rüsten»), kehren Sie in die Senkrechte zurück, indem Sie das Knie strecken und den Oberkörper aufrichten. Wenden Sie sich wieder dem Spiegel zu. Denken Sie erneut die Anweisungen. Blicken Sie zum rechten Stuhl. Lassen Sie den Körper sich in den Knöcheln nach rechts drehen. Lassen Sie das rechte Knie sich beu-

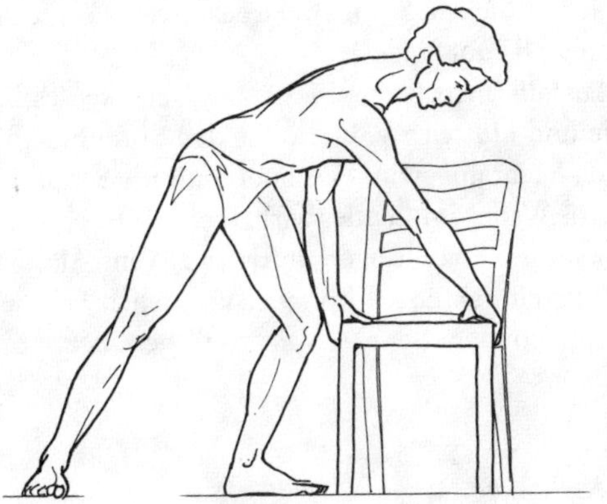

Abb. 30

gen und den Oberkörper sich vorneigen, während Sie mit der Hand den Arm zum Stuhl hinführen, um den Gegenstand abzustellen. Denken Sie erneut die Anweisungen, während Sie das Knie strecken und sich aufrichten. Wenden Sie sich dem Spiegel zu. (Falls Sie unter Rückenschmerzen leiden, sollten Sie diese Übung nicht machen. Warten Sie damit, bis Sie sich besser fühlen.)

– Stellen Sie zu Ihrer Linken einen leichten Stuhl vor den Spiegel. Wenden Sie sich dem Spiegel zu. Stellen Sie die Beine weit auseinander, die Füße bequem nach außen gerichtet. Inhibieren Sie, und denken Sie die Anweisungen. Lassen Sie den Kopf von den Augen leiten, bis er auf den Stuhl blickt. Drehen Sie sich in den Knöcheln zu dem Stuhl hin. Denken Sie wieder die Anweisungen. Lassen Sie beide Arme von den Händen zum Stuhl führen. Beugen Sie gleichzeitig das linke Knie, und lassen Sie den Oberkörper aus den Hüftgelenken heraus nach vorn kommen. Legen Sie die Hände unter die Sitzfläche des Stuhls (siehe Abbildung 30). Inhibieren Sie jede vorbereitende Anspannung, und richten Sie sich aus der Diagonalbeugung auf, indem Sie den Stuhl mit sich kommen lassen. Strecken Sie das Bein, und wenden Sie sich dem Spiegel zu. Denken Sie erneut die Anweisungen. Drehen Sie sich in der entgegengesetzten Richtung. Beugen Sie das rechte Knie, neigen Sie sich diagonal vor, und setzen Sie den Stuhl ab. Strecken Sie das rechte Knie, und wenden Sie sich zum Spiegel.

Beim Ausfallschritt bewegen Sie alle Gelenke des Beins – Knöchel, Knie und Hüften. Während Sie den Stuhl halten, sollten die Ellenbogen leicht angewinkelt sein, damit die Schultern sich nicht verspannen. Weder im Lendenwirbelbereich noch in Nacken und Schultern sollten Spannungen auftreten. Wenn Sie die Bewegung mit Leichtigkeit ausführen können, versuchen Sie, den Stuhl anzuheben und ein paar Schritte weit zu tragen, bevor Sie ihn absetzen.

Hocken

Diese Bewegung ist in vielen Fällen eher für Fortgeschrittene geeignet. Führen Sie sie nicht aus, falls Sie Schmerzen haben oder in Ihrer Beweglichkeit eingeschränkt sind.

1. Stellen Sie sich vor den Spiegel, die Füße weit auseinander und bequem nach außen gerichtet. (Falls Sie dabei eine zusätzliche Stütze brauchen, stellen Sie einen Stuhl vor sich hin, und legen Sie die Hände auf die Lehne.)
2. Inhibieren Sie, und denken Sie die Anweisungen: *Möge mein Hals frei sein, mein Kopf nach vorn und nach oben gehen, der Oberkörper länger und weiter werden, die Beine sich vom Oberkörper lösen, die Schultern sich weiten.*
3. Denken Sie weiter die Aufwärtsrichtung, und lassen Sie die Knie sich beugen, während Sie sich aus den Hüftgelenken heraus nach vorn lehnen. Gehen Sie ganz nach unten in die Hocke. Lassen Sie dabei die Hände auf der Stuhllehne und die Fersen möglichst auf dem Boden (siehe Abbildung 31).
4. Denken Sie erneut die Anweisungen.
5. Denken Sie weiter die Anweisungen, während Sie sich leicht nach

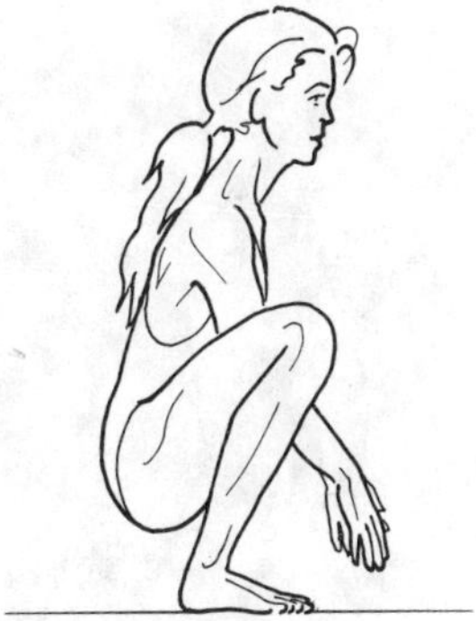

Abb. 31

vorn lehnen und die Füße sanft gegen den Boden drücken, um die Beine zu strecken. Versuchen Sie, sich ohne Hilfe der Hände aufzurichten.

Das Hocken ist eine Weiterführung des Beugens, mit dem wir uns weiter oben befaßt haben. Die Übungsschritte sind dieselben wie beim Beugen. Wie bei den anderen Formen des Beugens ist es auch hier wesentlich, die Aufwärtsrichtung zu denken, während man sich praktisch nach unten bewegt. Sie bewegen sich nach unten, weil Sie den Abstand zwischen Hüftgelenk und Boden durch die Beugung der Knie verkürzen. Ziel ist es, in der Bewegung das Gleichgewicht des Kopfes und die Längung der Wirbelsäule aufrechtzuerhalten.

Benutzen Sie die Hände auf der Stuhllehne, um sich bei Bedarf abzustützen (etwa wenn Sie ins Schwanken geraten). Wenn Sie schon etwas Übung haben, versuchen Sie das Ganze ohne Stuhl.

Praktische Anwendung

Diese Übung sollten Sie nur ausführen, wenn Sie ohne Stütze in die Hocke gehen können.

– Stellen Sie sich vor den Spiegel, die Füße in bequemem Abstand voneinander und leicht nach außen gerichtet. Legen Sie direkt vor

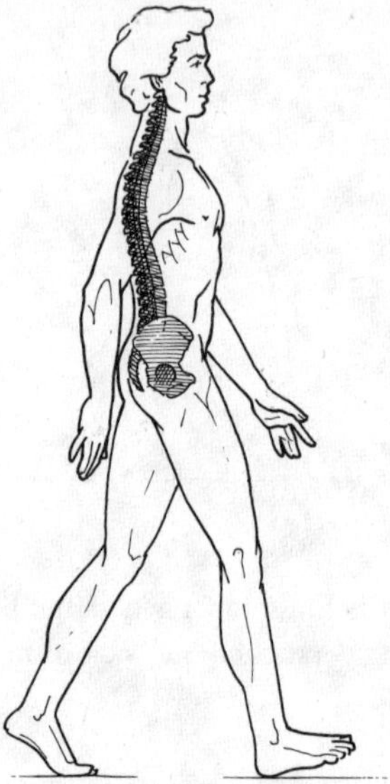

Abb. 32

sich ein Buch auf den Boden. Inhibieren Sie, und denken Sie die Anweisungen. Gehen Sie die oben beschriebenen Übungsschritte durch, und lassen Sie die Arme von den Händen zum Buch führen, um es aufzuheben. Richten Sie sich wieder auf. Versuchen Sie das Ganze mit zwei, drei oder vier Büchern – achten Sie aber sorgfältig darauf, daß Sie Ihren Körper in der Hocke weiterhin optimal einsetzen.

Gehen

1. Stellen Sie sich vor den Spiegel.
2. Inhibieren Sie, und denken Sie die Anweisungen: *Möge mein Hals frei sein, mein Kopf nach vorn und nach oben gehen, der Oberkörper länger und weiter werden, die Beine sich vom Oberkörper lösen, die Schultern sich weiten.* Überprüfen Sie im Spiegel die Position der Zentralachse.
3. Halten Sie die senkrechte Position der Zentralachse aufrecht,

Abb. 33

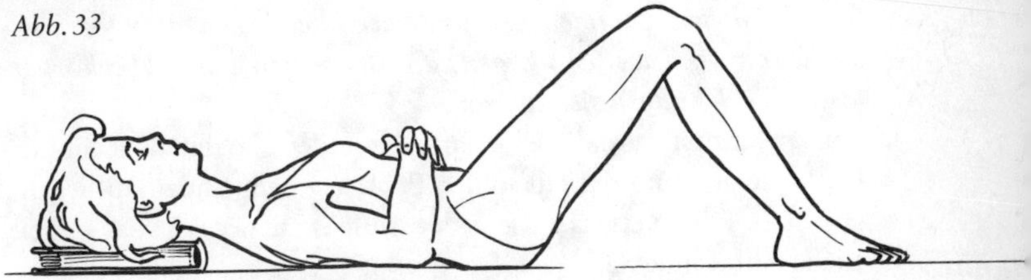

wenn die Bewegung in der linken Kniekehle beginnt. Drücken Sie die Zehen sanft nach unten, um das Knie nach vorn zu bringen.

4. Lassen Sie den Unterschenkel sachte aus dem Knie heraus nach vorn schwingen, und landen Sie auf der Ferse. Dann lassen Sie den ganzen Fuß den Boden berühren, indem Sie die Vertikalachse nach vorn bewegen. Dadurch wird das rechte Bein angeregt, das rechte Knie zu beugen. Stoßen Sie sich sanft mit den Zehen ab, und lassen Sie den rechten Unterschenkel zu einem weiteren Schritt nach vorn schwingen, bis der Fuß auf der Ferse landet. Wenn Sie dann weiter die Vertikalachse nach vorn führen, gehen Sie bereits (siehe Abbildung 32). Achten Sie darauf, nicht die Hüfte hochzuziehen, wenn Sie das Bein nach vorn bringen.

Beim Gehen geht es darum, die Integrität des Oberkörpers und das Gleichgewicht des Kopfes zu erhalten. Die Bewegung der Beine trägt den Oberkörper weiter. Der Oberkörper bleibt zentriert und lotrecht; er weicht weder nach vorn noch nach hinten allzuweit von der Linie der Schwerkraft ab. Wenn die Arme locker von den Schultergelenken herabhängen, werden sie – im Wechsel mit der Bewegung der Beine – sanft hin- und herschwingen. Die Knie sollten über der ersten und der zweiten Zehe gebeugt werden.

Sich hinlegen

1. Strecken Sie sich auf einem Teppich oder einer Matte aus.
2. Legen Sie sich genügend Bücher unter den Kopf, so daß dieser nicht nach hinten und unten drückt.
3. Inhibieren Sie, und denken Sie die Anweisungen: *Möge mein Hals*

frei sein, mein Kopf nach vorn und nach oben gehen, der Oberkörper länger und weiter werden, die Beine sich vom Oberkörper lösen, die Schultern sich weiten.

4. Beugen Sie erst das eine Bein, dann das andere, so daß die Knie zur Decke zeigen und die Fußsohlen flach auf dem Boden aufliegen. Die Füße sollten etwas jenseits der Außenseite des Beckens stehen (siehe Abbildung 33).
5. Legen Sie die Hände unten auf den Rippenbogen.
6. Bleiben Sie zehn bis fünfzehn Minuten so liegen, während Sie weiter die Anweisungen denken.

Diese Übung ist besonders hilfreich, wenn Sie müde, erschöpft oder verspannt sind. Im Liegen müssen Sie nicht gegen die Schwerkraft ankämpfen. Der Rücken kann sich lösen und sich ganz auf dem Boden ausbreiten. Achten Sie aber darauf, ihn nicht mit Gewalt nach unten zu drücken. Diese liegende Position ist besonders günstig, um die Inhibition zu üben.

Denken Sie an die Anweisungen, wenn Sie sich hinlegen. Im Liegen ist die Versuchung weniger groß, sie «absichtlich herbeizuführen». Selbst wenn Sie das Gefühl haben, daß gar nichts geschieht, geschieht doch etwas, wenn Sie die Anweisungen geben. Sie erziehen Nervensystem und Muskeln, indem Sie ihnen sagen, etwas Neues zu tun – den Körper freizugeben, sich zu lösen. Lösen ist nicht gleichbedeutend mit Entspannen. Lösen heißt überflüssige Spannung loslassen, so daß man Energie für die verschiedensten Tätigkeiten gewinnt; Entspannung bedeutet, alles loszulassen, bis man wie eine Stoffpuppe daliegt. Wir wollen, daß Sie sich lösen, so daß Sie sich schon nach zehn oder fünfzehn Minuten dieser Arbeit im Liegen erfrischt fühlen.

Im Liegen möchten Sie vielleicht lieber denken, «daß der Kopf nach vorn gehen und sich vom Körper wegbewegen möge», anstatt «nach vorn und nach oben». Schließlich wollen Sie in der liegenden Position, daß der Kopf und die Wirbelsäule sich parallel zum Boden lösen und nicht nach oben zur Decke hin. Der Kopf führt die Wirbelsäule in die Längung, egal in welcher Position Sie sich befinden. Wenn Sie senkrecht stehen, lösen Sie sich geradeaus zur Decke hin; beim Bücken verläuft die Aufwärtsrichtung diagonal.

Atmen

1. Legen Sie sich hin, und stellen Sie die Knie wie in der letzten Übung auf. Legen Sie die Hände auf den Rippenbogen.
2. Inhibieren Sie, und denken Sie die Anweisungen: *Möge mein Hals frei sein, mein Kopf nach vorn und nach oben gehen, der Oberkörper länger und weiter werden, die Beine sich vom Oberkörper lösen, die Schultern sich weiten.*
3. Nehmen Sie Ihren Atem wahr, *ohne ihn zu verändern.*
4. Wenn Ihnen Ihr Atem flach oder schwer erscheint, inhibieren Sie das Anhalten des Atems.
5. Denken Sie weiter die Anweisungen, und fügen Sie eine weitere Anweisung hinzu: die Muskeln zwischen den Rippen lösen (vorn, hinten und an den Seiten des Körpers).

Achten Sie, während Sie an das Atmen denken, darauf, daß Sie nichts «machen». Es handelt sich eher ums Nichttun als ums Tun. Wenn der Atem schwer, angespannt oder flach geht, ist Ihr Körper verspannt. Durch Inhibition und Anweisungen wird sich die Atmung verbessern, noch mehr aber dadurch, daß Sie die Aufmerksamkeit auf die Atmung lenken. Es ist wichtig, daß Sie zunächst einfach Ihre Atmung beobachten und den Wunsch inhibieren, sie zu verändern (etwa indem Sie tiefer einatmen, die Luft einsaugen, die Rippen mit Gewalt herausdrücken und so weiter). Nehmen Sie einfach wahr.

Dann fordern Sie sich auf, den Atem nicht anzuhalten. Viele Menschen halten unbewußt auch bei einfachen Tätigkeiten den Atem an, besonders in schwierigen und streßbeladenen Situationen.

Während Brust- und Lendenwirbel sich zum Boden hin lösen, werden auch die unteren Rippen herabsinken. Dadurch können das Zwerchfell und die Zwischenrippenmuskulatur wirksamer arbeiten. Achten Sie darauf, den Rücken nicht mit Gewalt auf den Boden zu drücken. Stellen Sie sich vor, daß der Atem in den Ledenwirbelbereich fällt.

Praktische Anwendung

– Denken Sie die Anweisungen, wenn Sie vor dem Einschlafen im Bett liegen. Nehmen Sie den Atem wahr, und fordern Sie sich auf, nicht den Atem anzuhalten. Lassen Sie die Spannungen des Tages den Körper verlassen.

Sprechen

Diese Übung läßt sich entweder im Stehen oder im Sitzen vor dem Spiegel ausführen.

1. Nehmen Sie Ihre Zentralachse und den Kopf darüber wahr. Inhibieren Sie, und denken Sie die Anweisungen: *Möge mein Hals frei sein, mein Kopf nach vorn und nach oben gehen, der Oberkörper länger und weiter werden, die Beine sich vom Oberkörper lösen, die Schultern sich weiten.*
2. Denken Sie weiter die Anweisungen. Lassen Sie den Arm von der Hand führen, und legen Sie die Hand auf die Schädelbasis. Überprüfen Sie, daß die Balance des Kopfes sich nicht verändert, während Sie die Übung ausführen.
3. Nehmen Sie den Atem wahr. Weder beim Ein- noch beim Ausatmen sollte die Schädelbasis zusammengedrückt werden. Überprüfen Sie, ob die Augen weiter geradeaus blicken, während Sie den Mund öffnen und schließen.
4. Denken Sie weiter die Anweisungen, während Sie den Mund öffnen und die Luft mit einem langen *Aaahh* ausströmen lassen. Achten Sie darauf, daß Sie dabei nichts nach unten oder zusammendrücken.
5. Schließen Sie den Mund, und lassen Sie die Luft durch die Nase einströmen, ohne zu schniefen. Es sollte leicht und mühelos geschehen. Öffnen Sie den Mund, und lassen Sie einen weiteren Vokallaut herausströmen. Wiederholen Sie dasselbe. Probieren Sie andere lang ausgehaltene Vokale. Schließlich können Sie auch anfangen, Worte zu sagen. Achten Sie darauf, daß der Nacken während des Sprechens nicht steif wird.

Bei dieser Übung sollten Sie nicht mehr Luft einsaugen oder verbrauchen als nötig – die Luft sollte sehr sanft hineinfließen. Geben Sie Lippen, Mund und Zunge die Anweisung, frei zu sein, während Sie den Mund öffnen und schließen. Es ist nützlich, sich eine offene hohle Röhre vorzustellen, die vom Mund zu den Lungen verläuft und einen freien Luftfluß ermöglicht.

Der Larynx oder Kehlkopf befindet sich in der Kehle, deshalb verändert jede Spannung dort den Klang der Stimme. Stimmen können atemlos, angestrengt, dumpf, gespannt oder kontrolliert klingen, wenn die Kehle verspannt ist. Der andere wesentliche Faktor, der den Klang unserer Stimme bestimmt, ist die Atmung. Viele Menschen atmen flach und halten in bestimmten Situationen unbewußt den Atem an. Dieses Problem läßt sich dadurch lösen, daß man *nicht* tief einatmet. Wenn man tief einatmet, saugt man fast unweigerlich Luft durch die Nase ein (wodurch die Nasengänge sich verengen oder schließen) und hebt den Brustkorb, um mit Gewalt Luft in die Lungen zu pressen. Es ist nicht erstrebenswert, die Luft auf diese Weise in die Lungen zu zwingen.

Machen Sie sich bewußt, wie Sie im Alltag atmen. Überprüfen Sie öfters im Laufe des Tages, ob Sie den Atem anhalten. Sollte dies der Fall sein, fordern Sie sich auf, damit aufzuhören. Der Atem strömt dann sofort von selbst ein. Das Denken der Anweisungen wird Ihnen helfen, Kehle und Rippen frei zu halten. Werden Sie sich auch Ihrer Stimme bewußt, während Sie Ihren Alltagsaktivitäten nachgehen. Achten Sie darauf, wie sie klingt. Wenn Sie feststellen, daß Sie sich beim Sprechen anstrengen, denken Sie die Anweisungen. Wenn Sie nicht hören können, wie der Körperzustand sich auf den Klang der Stimme auswirkt, ziehen Sie den Kopf nach hinten und unten, sacken Sie in sich zusammen, lesen Sie etwas laut und hören sich selbst zu. Dann lesen Sie weiter und lösen und weiten sich gleichzeitig zu voller Länge. Die Stimme sollte jetzt freier und klarer klingen.

Praktische Anwendung

– Achten Sie darauf, wie Sie die Stimme im Alltag benutzen. Erscheint sie Ihnen chronisch laut, leise, atemlos oder rauh? Neigen Sie – insbesondere in schwierigen Situationen – dazu, den Atem anzuhalten oder flach zu atmen? Verspannen Sie öfters die Kiefermuskulatur oder die Zunge? Alle diese Faktoren beeinträchtigen den Klang der Stimme. Durch die Arbeit mit Inhibition, Anweisungen und den neuen bewußten Umgang mit der Stimme wird diese nach und nach freier werden.

Die Anwendung der Leibowitz-Übungen in Beruf und Alltag

Wenn Sie mit den Leibowitz-Übungen einigermaßen vertraut sind, können Sie anfangen, diese Bewegungsabläufe im Alltag anzuwenden. Die Übungen decken einen Großteil der grundlegenden Bewegungen ab, die wir immer wieder ausführen: nach etwas greifen, sich bücken, in die Hocke gehen und sich mit einem Ausfallschritt hinunterbeugen. In diesem Kapitel gehen wir auf einige Tätigkeiten ein, die Sie zu Hause oder bei der Arbeit ausführen; Sie können die Übungen aber auch in jeder anderen Situation anwenden.

Wenn Sie die Art und Weise, wie Sie etwas tun, ändern wollen, ist vielleicht das Wichtigste Selbstbeobachtung. Absolvieren Sie die Bewegungen, die wir Ihnen hier vorschlagen, nicht einfach mechanisch. Versuchen Sie, ruhig zu werden und sich Zeit zu nehmen, um zu erkennen, was Sie mit sich machen. Überprüfen Sie die Bewegungen im Spiegel, um sicherzugehen, daß Sie auch tatsächlich tun, was Sie zu tun meinen.

Wenn Ihnen etwas verspannt vorkommt, korrigieren Sie nicht einfach die Position der entsprechenden Körperteile, sondern kehren Sie zurück zu Inhibition und Anweisungen. Es geht nicht darum, durch ständiges Aufbauen überflüssiger Spannung zu einer guten Körperhaltung zu kommen, sondern darum, alle für eine Tätigkeit erforderlichen Bewegungen mit der geringstmöglichen körperlichen Anstrengung auszuführen. Wenn Ihnen bei einer Bewegung die korrekte Ausführung nicht klar ist, blättern Sie zurück zum vorangegangenen Kapitel.

Achten Sie im Alltag darauf, ob Sie gewohnheitsmäßig

- den Hals nach hinten und unten ziehen
- den Hals zu weit nach vorn ziehen
- die Schultern hochziehen, rund nach vorn hängen lassen oder zu weit zurücknehmen
- sich aus der Taille nach vorn beugen

– die Lendenwirbel durchdrücken
– Hände und Arme steif machen
– die Knie blockieren

Bei folgenden Tätigkeiten können sich die Leibowitz-Übungen als nützlich erweisen:

Am Tisch oder Schreibtisch sitzen

Sitzen ist eine der schwierigsten Tätigkeiten und belastet den Körper mehr als Stehen. Viele Menschen verbringen den Großteil ihres Lebens im Sitzen, haben aber noch nie darüber nachgedacht, ob die Stühle, auf denen sie sitzen, ihrem Körper gerecht werden, ob ihr Arbeitsplatz so konstruiert ist, daß sie alles Wichtige leicht erreichen können, und – die wichtigste Frage – was sie mit sich selbst machen, wenn sie sitzen.

Achten Sie beim Sitzen darauf, daß der Stuhl Sie unterstützt. Die meisten machen vor allem einen von zwei Fehlern: Entweder sacken sie in sich zusammen und verhindern so, daß der Stuhl das Gewicht des Körpers abstützt, oder sie halten sich übertrieben aufrecht. Wenn Sie längere Zeit oder gar den ganzen Tag am Tisch sitzen müssen, brauchen Sie eine Rückenstütze. Lassen Sie das Gewicht des Körpers auf den Sitzbeinen und das Gewicht des Rückens an der Stuhllehne ruhen. Dazu muß der Stuhl relativ nah am Tisch stehen, sonst können Sie die Längung der Wirbelsäule nicht aufrechterhalten. Die Alternative wäre, sich aus den Hüftgelenken heraus nach vorn zu lehnen, um am Tisch zu arbeiten. Das kann sehr wohltuend sein, weil dabei der Lendenwirbelbereich leicht gestreckt wird, läßt sich aber nicht über längere Zeit beibehalten. Damit Sie nicht zu «statisch» werden, können Sie zwischen diesen beiden Sitzhaltungen abwechseln. Achten Sie auch darauf, daß Ihr Tisch oder Schreibtisch die richtige Höhe hat. Sie sollten bequem am Tisch sitzen können – er sollte weder zu hoch noch zu niedrig sein. Wenn er zu niedrig ist, sitzt man mit krummem Rücken da. Ist er zu hoch, können die Arme nicht auf dem Tisch ruhen, wodurch Sie rascher ermüden. Außerdem muß sich der Stuhl unter den Tisch schieben lassen, so daß Sie ihn eng an den Tisch heranziehen und ohne sich zu krümmen arbeiten können. Während Sie auf dem Stuhl sitzen, sollten die Füße flach auf dem Boden aufliegen. Die Stuhllehne sollte den Rücken abstützen. Vermeiden Sie Stühle mit verstellbaren Rückenlehnen, die beim Dagegenlehnen nachgeben. Der Stuhl darf nicht zu niedrig sein, damit Sie sitzen können, ohne in sich zusammenzusacken. Ist die Sitzfläche zu tief, legen Sie ein Kissen unter, sonst ermüden Sie zu rasch. Vielleicht hilft Ihnen auch ein spezielles Lendenwirbelkissen bei der Arbeit am Schreibtisch. Schließlich sollte der Stuhl Armlehnen haben, damit auch die Arme während der Arbeit immer mal wieder ausruhen können.

Wenn der Stuhl an Ihrem Arbeitsplatz für Sie ungeeignet ist, brauchen Sie einen neuen. Es ist uns klar, daß das Probleme geben kann, aber schließlich verbringen Sie viele Stunden täglich im Büro sitzend. In dieser Zeit müssen Sie Ihren Körper richtig gebrauchen. Wenn Sie bequemer sitzen, werden Sie auch bessere Arbeit leisten. Wenn Ihr Arbeitgeber absolut nicht bereit ist, Ihnen einen körpergerechten Stuhl zu stellen, bringen Sie sich selbst einen mit. Er braucht nicht teuer zu sein – ein einfacher Stuhl, dessen Sitzfläche parallel zum Boden verläuft (aber nicht nach hinten geneigt sein darf), genügt. Um den Stuhl bequemer zu machen, können Sie ein festes Kissen darauflegen und eine Lendenwirbelstütze anbringen.

Wir werden oft gefragt, was wir von den neuen Stühlen halten, auf denen man halb kniet, halb sitzt. Da sie keine Lehne haben, gegen die man sich sacken lassen kann, fördern sie die Längung der Wirbelsäule. Manche sind begeistert von diesen Stühlen, andere nicht. Wenn Sie Probleme mit Knien oder Schienbeinen haben, sollten Sie so einen Stuhl nicht wählen, weil Ihnen der leichte Druck auf die Unterschenkel unangenehm sein wird. Außerdem ist es nicht ganz einfach, von diesen Stühlen rasch aufzustehen. Wenn Sie einen kaufen wollen, sollten Sie auf jeden Fall eine Zeitlang probesitzen, bevor Sie Geld ausgeben.

Auch wenn Sie nicht zu Hause oder im Büro sind und mit weniger idealen Möbeln vorliebnehmen müssen, sollten Sie versuchen, nicht in schlechte Gewohnheiten zurückzufallen. Machen Sie das Beste aus dem Vorhandenen. Ist der Stuhl Ihnen zu hoch, stellen Sie die Füße auf eine Fußbank oder einen Stapel Bücher. Unterstützen Sie bei Bedarf den Rücken mit Kissen, Ihrem Pullover oder Mantel.

Wenn Sie (etwa für ein Examen) Bücher lesen müssen und merken, daß Sie immer wieder darüber zusammensacken, stellen Sie die Bücher schräg. Wenn Sie sehr viel am Schreibtisch lesen müssen, könnte Ihnen auch ein spezieller Buchständer helfen.

Legen Sie bei der Arbeit regelmäßig Pausen ein. Stehen Sie auf, und gehen Sie umher – holen Sie sich ein Glas Wasser, oder suchen Sie die Toilette auf. Idealerweise sollten Sie nicht länger als eine halbe Stunde am Stück sitzen. Manche Leute meinen, sie würden dadurch in ihrer Konzentration gestört; wir müssen Sie warnen: Wenn Sie sich nicht ab und zu in der Konzentration stören, wird Ihr Körper Sie womöglich demnächst dazu zwingen.

Bildschirmarbeit und Schreibmaschineschreiben

Immer mehr Menschen müssen bei der Arbeit oder zu Hause am Computer sitzen. Wenn das auch auf Sie zutrifft, sollten Sie darauf achten, daß die Tischhöhe richtig ist, damit es die Arme bequem haben. Wenn Bildschirm oder Tastatur zu niedrig für Sie sind, können Sie sie auf einen Kasten oder einen Stapel Bücher stellen. Sind sie zu hoch, müssen Sie einen anderen Untersatz dafür finden. Der Stuhl sollte mit Armlehnen versehen sein, auf denen die Arme während der Arbeit ruhen können – es ist sehr erschöpfend, die Arme stundenlang hochzuhalten. Wir betonen noch einmal, daß sowohl Sitzfläche als auch Stuhllehne so beschaffen sein müssen, daß sie den Körper richtig abstützen. Ein Stuhl mit verstellbarer Lehne ist nur zu empfehlen, wenn diese sich fixieren läßt. Falls Sie nicht bereits einen haben, besorgen Sie sich einen Manuskriptständer, der die Papiere in Augenhöhe neben dem Bildschirm hält, so daß Sie beim Draufschauen nicht ständig den Hals abwinkeln müssen. Aus demselben Grund ist angemessene Beleuchtung wichtig: Bei zu schwachem Licht neigt man dazu, sich nach vorn zu beugen, um die Buchstaben besser zu erkennen. Denken Sie während des Schreibens die Anweisungen, und lassen Sie Schultern, Arme und Hände gelöst. Achten Sie darauf, die Tasten mit dem geringstmöglichen Kraftaufwand anzuschlagen – auch so läßt sich Energie sparen.

Schreiben

Die Schreibgewohnheiten zu ändern, ist nicht einfach, weil sie so eng mit der ganzen Persönlichkeit verbunden sind. Schreibenlernen bedeutet für die meisten Kinder Streß, deshalb kommt es dabei oft zu überflüssiger Anspannung. Da der Körper sich an diese Anspannung erinnert, aber niemals anders schreiben lernt, schreiben die meisten Menschen mit Verspannungen in Hand, Handgelenk, Arm und Rükken. Bemühen Sie sich, das Schreibgerät möglichst locker zu halten. Dadurch verändert sich die Schrift und erscheint Ihnen zunächst vielleicht unruhiger und weniger kontrolliert; für andere aber sieht sie wahrscheinlich nicht so schlimm aus, wie Sie meinen. So können Sie Schreibkrämpfe vermeiden oder mildern. Je weniger Kraft Sie aufwenden, desto mehr Energie sparen Sie. Wenn Sie beim Schreiben oder Lesen im Sessel sitzen, legen Sie ein Kissen unter Buch oder Block, um sie näher an die Augen heranzubringen.

Telefonieren

Wenn Sie viel telefonieren müssen, sollten Sie sich einen Kopfhörer mit Mikrophon zulegen, wie ihn auch die Telefonistinnen benutzen. Diese Geräte sind leicht, und man behält die Hände frei. Manche Leute denken, sie sähen damit komisch aus, doch viele Manager oder Börsianer, die ständig telefonieren müssen, sind damit sehr zufrieden. Selbst wenn Sie nicht so viel telefonieren, sollten Sie den Kauf eines solchen Gerätes in Erwägung ziehen. Die meisten Menschen neigen dazu, beim Telefonieren die merkwürdigsten Positionen einzunehmen: Sie verrenken sich den Hals und verspannen Nacken und Schultern. Außerdem ist es schwierig, den Arm lange oben zu halten, ohne gleichzeitig den Körper zum Telefon hinunterzuneigen. Wenn Sie einen normalen Telefonhörer benutzen, vergessen Sie während des Sprechens nicht die Längung der Wirbelsäule.

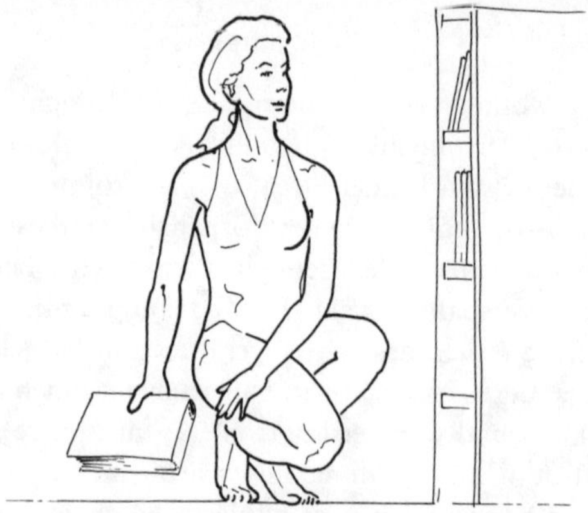

Abb. 34

Akten einordnen oder hervorholen

Aktenschränke können ganz unterschiedlich hoch sein. Wenn Sie sich zu einem niedrigen Aktenschrank bücken müssen, denken Sie an die im letzten Kapitel geschilderten Bewegungsabläufe. Beugen Sie sich aus Knien und Hüfte heraus, nicht aus der Taille. Wenn sich das Regal oder die Schublade in Bodennähe befindet, ist es am besten für den Rücken, wenn Sie ganz in die Hocke gehen. Das mag für Frauen mit engen Röcken und hohen Absätzen unbequem klingen, funktioniert aber durchaus, wenn man während der Abwärtsbewegung an die Längung der Wirbelsäule denkt. Wenn Sie die Füße nahe beieinander halten, können Sie sich problemlos hinhocken. Wollen Sie möglichst nah ans Regal heran, können Sie sich während der Abwärtsbewegung leicht drehen (siehe Abbildung 34). Falls Sie nach einem Aktenordner langen, der hoch über Ihnen im Regal steht, achten Sie darauf, die Lendenwirbel nicht durchzubiegen.

Wie Sie Ihren Arbeitsplatz gestalten sollten

Seit kurzem gibt es einen neuen Berufszweig: die Ergonomie, die Wissenschaft von den räumlichen Beziehungen zwischen Menschen und Geräten. Amerikanische Unternehmen haben erkannt, daß ergonomisch durchdachte Arbeitsplätze wichtig sind – gerade im Computerzeitalter. Jedes Jahr verlieren die Unternehmen Milliarden Dollar durch krankheitsbedingte Abwesenheit der Angestellten. Der zweithäufigste Grund für Krankschreibungen sind Rückenschmerzen. Deshalb werden überall Ergonomiker engagiert, die die Arbeitsplätze möglichst effizient und «gebrauchsfreundlich» gestalten sollen. Nehmen Sie sich einmal die Zeit, und seien Sie Ihr eigener ergonomischer Berater!

Reservieren Sie ein paar Stunden für die Organisation Ihres Arbeitsplatzes. Machen Sie eine Liste der Aufgaben, die Sie am Arbeitsplatz verrichten, und ordnen Sie diese nach Wichtigkeit und Häufigkeit. Sorgen Sie dafür, daß alle Geräte, Bücher, Akten, Notizen und Materialien, die Sie brauchen, leicht zu erreichen sind. Dinge, die Sie weniger oft brauchen, können Sie weiter entfernt plazieren. Überlegen Sie, ob Sie nicht irgend etwas zusätzlich benötigen, um sich die Arbeit physisch zu erleichtern: einen neuen Stuhl, einen Tisch in der richtigen Höhe, einen Hocker oder eine kleine Leiter, um an hohe Regale heranzukommen, bessere Beleuchtung, eine Fußbank für einen zu hohen Stuhl, einen fahrbaren Schreibmaschinentisch (damit Sie die Schreibmaschine nicht immer hin und her schleppen müssen), fahrbare Ablagekästen und so weiter. Versuchen Sie, alle Arbeitssituationen zu eliminieren, bei denen Sie sich bücken, krümmen oder verrenken müssen. Gebrauchen Sie Ihre Phantasie, um die Dinge so zu arrangieren, daß Sie alles Wichtige in Griffnähe haben und alles übrige mit minimalem Aufwand erreichen können.

Autofahren

Beim Autofahren braucht die Lendenwirbelsäule eine Stütze. Besorgen Sie sich ein entsprechendes Kissen. Besonders wichtig ist dieses Hilfsmittel bei Autositzen mit schräger Rückenlehne, denn ohne Stütze verführen sie zum Zusammensacken. Es sollte genug Kopffreiheit vorhanden sein, damit Sie sich nicht ducken müssen, und der Sitz sollte weit genug nach vorn geschoben sein, damit Sie das Steuer bequem bedienen können. Wenn man zu weit hinten sitzt, zieht man

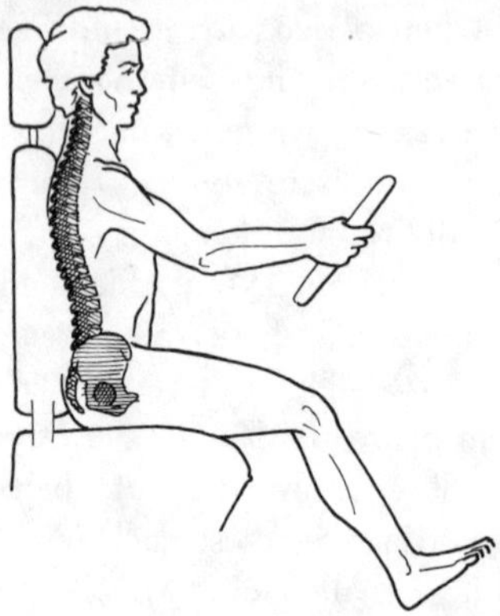

Abb. 35

leicht die Schultern nach vorn. Die meisten Menschen neigen bei starkem Verkehr und in entsprechenden schwierigen Situationen dazu, sich zum Steuer hin vorzulehnen. Achten Sie darauf, daß der Körper vom Sitz unterstützt und gelängt bleibt. Die Hände sollten das Steuerrad mit sanftem Druck, aber dennoch fest halten und sich nicht daran festklammern (siehe Abbildung 35).

Treppensteigen

Es ist gesund, öfter mal nicht den Fahrstuhl zu nehmen und sich durch Treppensteigen Bewegung zu verschaffen. Oft sieht man Menschen, die sich beim Treppensteigen vorbeugen oder den Rücken übermäßig strecken. Meist versuchen sie unbewußt, sich mit dem Rücken die Treppe hochzutragen. Dabei sind es die Beine und der Schwung der Bewegung, die einen die Treppe hinauftragen. Denken Sie die Anweisungen, um während des Hinaufsteigens einen guten Körpereinsatz aufrechtzuerhalten. Lassen Sie die Knie ganz nach vorn wandern und die Füße leicht auf die Stufen treffen, anstatt den ganzen Körper auf jede Stufe zu rammen. Beim Hinuntergehen ist es verlockend, den Körper einfach von Stufe zu Stufe plumpsen zu lassen. Statt dessen sollten Sie darauf achten, den Körper in Aufwärtsrichtung zu lösen, auch wenn Sie sich im Raum nach unten bewegen. Lassen Sie sich von

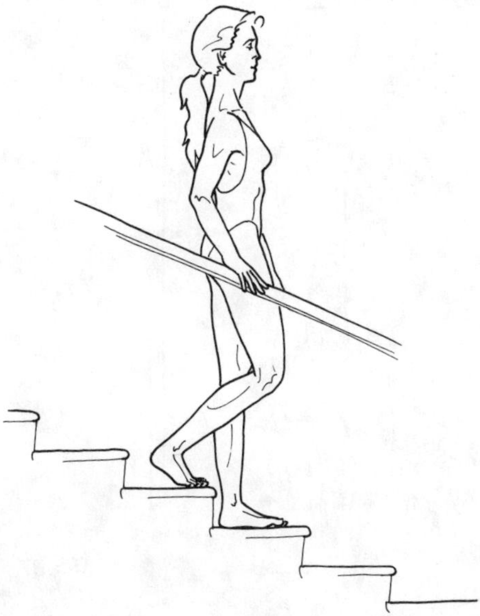

Abb. 36

jedem Abwärtsschritt daran erinnern, sich nach oben hin zu lösen. Lassen Sie die Hand leicht über das Geländer gleiten, anstatt es zu umklammern (siehe Abbildung 36).

Eine Tür öffnen

Da Türklinken meist ziemlich tief liegen und man normalerweise den Körper nach unten neigt, wenn die Hand sich nach unten bewegt, sollten Sie das Verlangen, sich zur Tür hin zu ziehen, inhibieren. Geben Sie sich Gelegenheit, aufrecht eine gewisse Entfernung zur Tür zu bewahren, während die Hand nach der Klinke greift. Achten Sie darauf, daß die Schulter sich nicht nach vorn beugt, wenn Sie die Tür zu sich ziehen, und denken Sie weiter die Anweisungen, während die Tür sich auf Sie zu bewegt (siehe Abbildung 37, S. 166). Falls die Tür sehr schwer ist, überlegen Sie, ob Sie sich nicht besser unter Einsatz des ganzen Körpers öffnen ließe als nur mit Hand und Arm. Wenn Sie

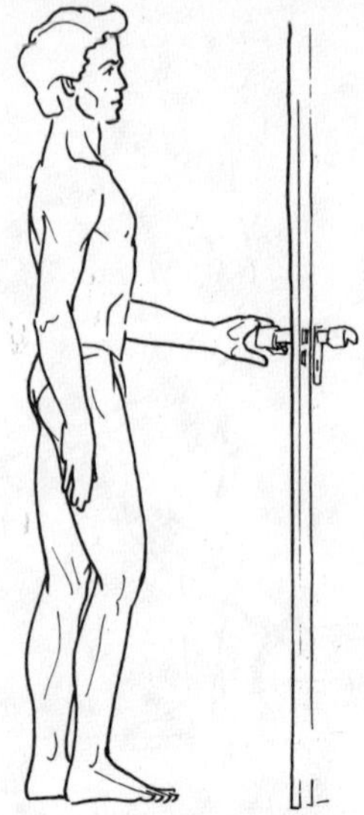

Abb. 37

relativ klein sind und es mit einer schweren Tür zu tun haben, können Sie mit der anderen Hand gegen die Wand neben der Tür drücken, so daß die Hebelwirkung Ihnen beim Öffnen der Tür hilft. Wenn Sie eine schwere Tür nach innen aufdrücken wollen, lehnen Sie das Gewicht des ganzen Körpers zum Öffnen dagegen.

Lange stehen

Manchmal muß man lange stehen – wenn man am Bankschalter oder im Lebensmittelgeschäft an der Kasse in einer Schlange warten muß oder bei Theater-, Sport- oder Musikveranstaltungen nur einen Stehplatz ergattert hat. Wenn man längere Zeit seine Position nicht verändert, treten alle schlechten Körpergewohnheiten übertrieben deutlich zutage – sei es im Sitzen oder im Stehen. Denken Sie dabei vor allem an die Tatsache, daß der Körper niemals völlig still ist. Selbst im Schlaf bewegen sich die Rippen mit der Atmung auf und ab. Begreifen

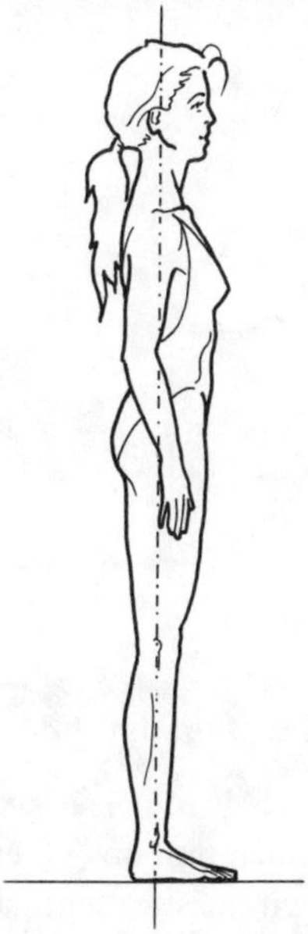

Abb. 38

Sie sich nicht als statisch, wenn Sie lange stehen müssen: Denken Sie die Anweisungen, und machen Sie sich das Atmen und die Bewegung der Rippen bewußt. Wenn Sie in den Beinen, also in Knöcheln, Knien und Hüftgelenken, frei sind, werden Sie im Atemrhythmus leicht vor und zurück schwanken. Anders als ein Stuhl oder ein Tisch haben wir nicht vier solide Stützen unter uns, sondern sind wacklige Zweibeiner, Tiere mit zwei Beinen also. Deshalb gehört die Instabilität unvermeidlich zu unserer Körperstruktur. Wenn Sie die Beine sehr anspannen, können Sie zwar still stehen, doch der Atem wird flach, und der Oberkörper verspannt sich. Wenn Sie in den Beinen frei sind und gleichzeitig die Anweisungen denken, werden Sie ganz sachte hin- und herschwanken. Die Türme des World Trade Centers schwanken im Wind sieben Meter vor und zurück. Das muß so sein, weil sie beschädigt würden, wenn sie bei starkem Sturm nicht schwingen könnten. Auch wir müssen frei und gelöst sein, um uns sachte zu bewegen (siehe Abbildungen 38).

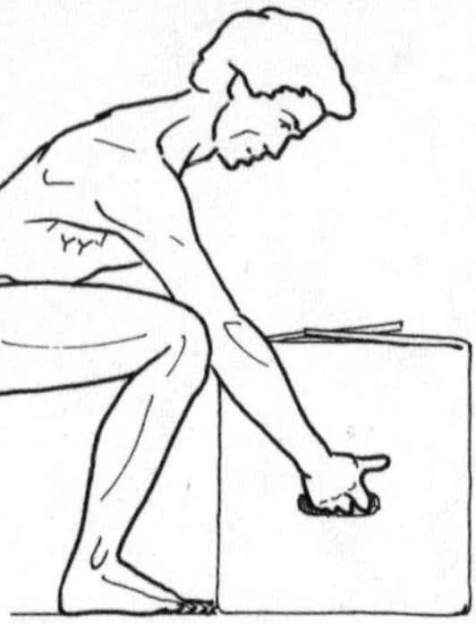

Abb. 39

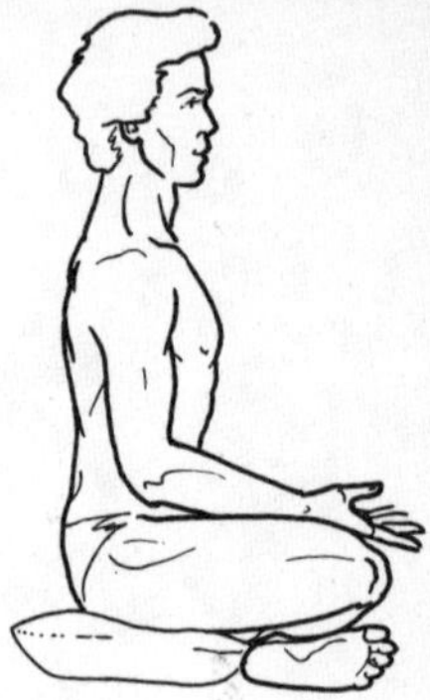

Abb. 40

Schwere Gegenstände heben

Wenn wir etwas Schweres heben, neigen wir dazu, das Gewicht des Gegenstandes vorauszuahnen und uns innerlich auf das Heben vorzubereiten. Dabei bauen wir meist wesentlich mehr Muskelspannung auf, als zum Heben tatsächlich nötig wäre, und verkrampfen. Da Spannung Gewicht bedeutet, heben wir dann nicht nur das Gewicht des Gegenstandes, sondern zusätzlich das der Anspannung. Anstatt das Gewicht des Gegenstandes vorauszudenken, sollten wir den Körper entscheiden lassen, wieviel Kraftaufwand für die Tätigkeit erforderlich ist. Das Gewicht des Gegenstandes sollte gleichmäßig über den ganzen Körper verteilt sein, damit nicht ein Bereich (etwa Schultern oder Lendenwirbelpartie) die ganze Arbeit tun muß. Arbeiten Sie beim Heben von schweren Gegenständen mit den Übungen zum Thema «Bücken» und «Beugen». Es ist sehr wichtig, daß Sie beim Heben Knie und Hüften beugen (siehe Abbildung 39), so daß die Lendenwirbel nicht überlastet werden. Achten Sie aber darauf, die Bewegung zielgerichtet auszuführen. Versuchen Sie nicht, sich oder anderen etwas zu beweisen – wenn etwas zu schwer für Sie ist, holen Sie Hilfe. Sich den Rücken kaputtzumachen, ist die Sache einfach nicht wert.

Auf dem Boden sitzen

Manche Menschen finden es sehr unbequem, auf dem Boden zu sitzen. Sie sollten es erst gar nicht versuchen. Andere fühlen sich auf dem Boden sitzend am wohlsten. Wenn Sie es Ihrer Wirbelsäule erleichtern wollen, gestreckt zu bleiben, setzen Sie sich mit gekreuzten Beinen auf ein Kissen. Das Gesäß befindet sich auf dem Kissen, die Beine nicht. So sitzt es sich leichter als direkt auf dem Boden (siehe Abbildung 40). Sie können auch versuchen, mit einem Kissen unter den Hüften auf den Schenkeln zu sitzen; allerdings ist das für die meisten Leute schwieriger.

Harken und staubsaugen

Viele Menschen bücken sich aus der Taille heraus und ziehen die Schultern hoch, wenn sie staubsaugen oder harken. Bei beiden Tätigkeiten kann man viel falsch machen, etwa indem man die Arme vom Körper weg wirft, in der Mitte des Rückens abknickt oder die Schultern anspannt. Wenn sie die Harke oder den Staubsauger zum Körper hinziehen, ziehen viele Menschen gleichzeitig ihre Glieder krampfhaft nach innen. Versuchen Sie es statt dessen mit einem Ausfallschritt. Wenn Sie den Staubsauger vom Körper weg führen, sollten Kopf, Hals und Oberkörper eine integrierte Einheit bilden, die gleichzeitig weit und lang ist. Während Sie das vordere Knie beugen und den Rücken aufrecht lassen, sollten sich die Arme strecken. Auf diese Weise bleibt der Körper in einer geraden Linie. Kopf, Hals und Rükken sollten im selben Verhältnis zueinander stehen, wie wenn Sie aufrecht stehen. Die Zieh- und Schiebebewegungen werden durch den Ausfallschritt und das Zurücknehmen des Ausfallschritts unterstützt (siehe Abbildung 41, S. 170). Auch beim Harken ist der Ausfallschritt eine wunderbare Hilfe. Sie können ihn in jede Richtung ausführen – nach vorn, seitwärts und nach hinten. Wenn man es gut macht, sieht es aus wie ein schöner Tai-Chi-Tanz oder fortgeschrittene Fechtkunst (in Zeitlupe).

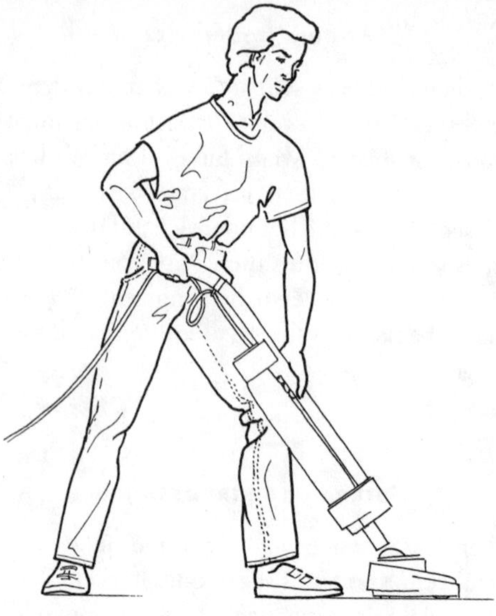

Abb. 41

Das Tragen von Handtaschen, Aktentaschen und Einkaufstüten

Menschen mit Rückenbeschwerden sollten möglichst vermeiden, schwere Gegenstände zu tragen. Schultertaschen sollten nur klein und mit einem langen Gurt versehen sein, damit man sie diagonal tragen kann und das Gewicht sich möglichst gleichmäßig über den ganzen Körper verteilt (siehe Abbildung 42). Wechseln Sie gelegentlich die Schulter. Auch Aktentaschen lassen sich so tragen, wenn sie entsprechende Gurte haben. Packen Sie nur das Nötigste in die Taschen. Wenn Sie eine große Tasche brauchen (etwa für Bücher oder Trainingskleidung), versuchen Sie es mit einem Rucksack. Rucksäcke verteilen das Gewicht gleichmäßig auf beide Schultern. Achten Sie aber darauf, daß der Rucksack Ihnen dort, wo er auf dem Rücken aufliegt, bequem ist. Manche Rucksäcke verleiten dazu, einen Buckel zu machen, also denken Sie immer daran, daß die Wirbelsäule lang bleibt, während Sie den Rucksack tragen. Lassen Sie sich vom Ge-

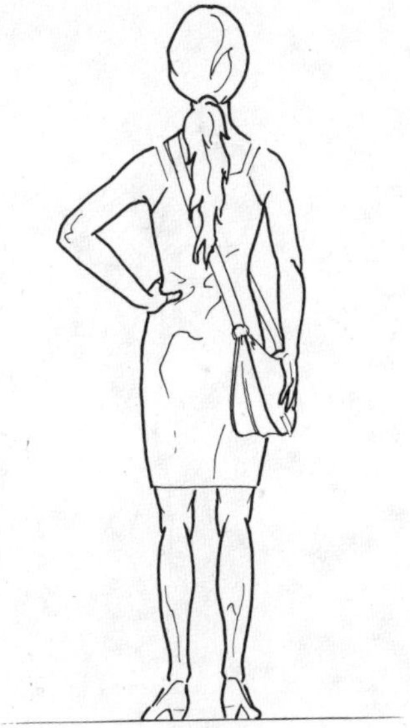

Abb. 42

wicht der Schultertasche oder des Rucksacks nicht zu Boden ziehen, denken Sie «nach oben».

Wenn Sie die Hand- oder Aktentasche doch lieber über einer Schulter hängend oder in der Hand tragen, ergibt sich das Problem, daß eine Körperseite durch das Gewicht nach unten gezogen wird, die andere nicht. Der Körper sollte diesem Zug nicht nachgeben, indem er einsackt oder die Hüfte nach außen schiebt, sondern zentriert bleiben, während die Tasche senkrecht nach unten hängt. Wenn Sie eine Tasche über der Schulter hängen haben, müssen Sie darauf achten, nicht die Schultern nach vorn zu ziehen oder zu sehr nach hinten zu drücken. Lassen Sie die Hand leicht auf der Tasche oder dem Gurt ruhen, damit nichts verrutscht; auf diese Weise müssen Sie nicht die Schulter verspannen, um die Tasche an ihrem Platz zu halten. Dieselben Prinzipien gelten auch für den Transport von Reisegepäck; wir empfehlen Ihnen, Koffer mit Rollen zu kaufen. Bei Rückenproblemen sind Koffer mit Rollen geradezu ein Muß.

Wenn Sie einen schweren Gegenstand vor dem Bauch tragen müs-

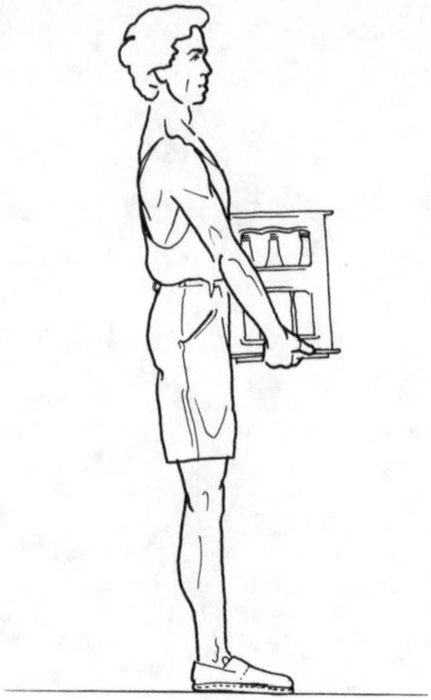

Abb. 43

sen (etwa einen Kasten mit Mineralwasserflaschen), müssen Sie sich nach hinten lehnen, um das zusätzliche Gewicht vor sich auszugleichen. Die meisten Menschen lehnen sich aus der Taille heraus zurück, wodurch der Lendenwirbelbereich stark belastet wird. Lehnen Sie statt dessen den ganzen Körper in den Knöcheln zurück; das gleicht das Gewicht vor dem Körper wirkungsvoll aus (siehe Abbildung 43).

Nach einem Gegenstand auf einem hohen Regal greifen

Normalerweise bewegt sich der Brustkorb nach vorn und die Lendenwirbel biegen sich durch, wenn Sie nach etwas langen, das sich über Ihnen befindet. Zwar mögen Sie das Gefühl haben, daß Sie dadurch weiter nach oben reichen, tatsächlich aber können Sie weiter greifen, wenn sich Brustkorb und Lendenwirbel mit dem Rest des Oberkörpers in einer Linie befinden. Auf diese Weise können sich Arme und Schultern vom Oberkörper weg strecken. Wenn Sie Ihren Körper gut gebrauchen und sich einfach auf die Zehen stellen, indem Sie sanft die Fußballen nach unten drücken, während Sie die Arme nach oben strecken, werden Sie ohne übermäßige Anstrengung ziemlich weit greifen können.

Hausputz und Autowäsche

Bei komplexen Tätigkeiten wie Hausputz oder Autowäsche können Sie fast jede im letzten Kapitel dargestellte Übung nutzen. Sie werden sich hinhocken müssen, sich bücken, nach etwas greifen, etwas heben, sich strecken, den Ausfallschritt machen und eventuell sogar auf Händen und Füßen gehen. Versuchen Sie, sich nicht so weit auf die jeweilige Tätigkeit einzulassen, daß Sie die Körperwahrnehmung völlig verlieren. Wenn man etwas kräftig schrubbt, um es sauber zu bekommen, kann man den richtigen Einsatz des Körpers leicht vergessen. Wenn Sie darauf achten, wie Sie sich bewegen und wie Sie nach Dingen greifen, können diese Tätigkeiten sich aus mühseligen Pflichten in spannende Erkundungen der eigenen Bewegungsmuster verwandeln. Anstatt sich zum Schluß müde und ausgelaugt zu fühlen, kommen Sie sich vor, als hätten Sie gerade eine Gymnastikstunde hinter sich.

Gartenarbeit

Gartenarbeit bietet die beste Gelegenheit, sich entweder zu verletzen oder die Längung der Wirbelsäule zu fördern. Falsch ausgeführt, können viele der mit Gartenarbeit verbundenen Tätigkeiten dem Rücken schaden: Unkraut zupfen, indem man sich aus der Taille heraus bückt; Erde oder Dünger in krummer Haltung schaufeln; Setzlinge mit verspannten Schultern und Armen pflanzen – um nur einige Beispiele zu nennen. Wenn Sie hingegen Unkraut in der Hocke oder auf allen vieren zupfen, kann Gartenarbeit sehr wohltuend für den Rücken sein. Auch das richtige Bücken beim Umgraben kann eine gute Übung sein. Achten Sie darauf, daß die Beine die Arbeit verrich-

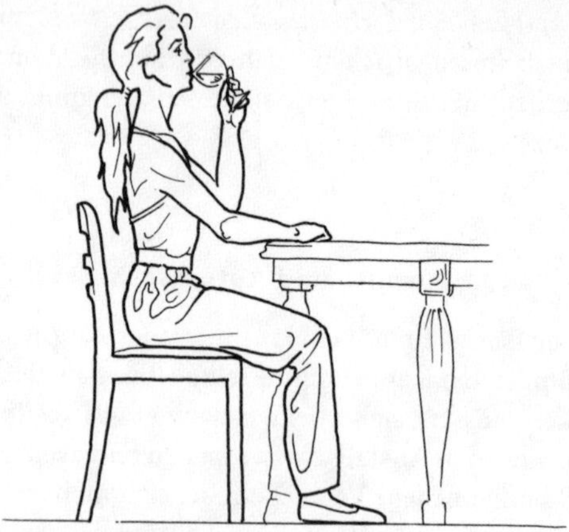

Abb. 44

ten, lassen Sie den Oberkörper länger werden, und ziehen Sie die Schultern nicht zusammen. Wenn Sie Ihre Anweisungen befolgen, können die mit Gartenarbeit verbundenen Bück-, Streck- und Greifbewegungen eine hervorragende Übung sein.

Essen

Alles bisher übers Sitzen Gesagte gilt auch für das Sitzen am Eßtisch. Je nachdem, was Sie essen, können Sie entweder aufrecht auf dem nah an den Tisch gerückten Stuhl sitzen und sich von der Rückenlehne stützen lassen oder sich aus den Hüftgelenken heraus nach vorn lehnen, falls Sie etwas essen, das leicht «danebengehen» kann (wie Suppe oder Spaghetti). Viele Menschen ziehen den Körper zum Essen hinunter, anstatt das Essen zum Munde hinaufzuführen. Denken Sie Ihre Anweisungen, und lassen Sie den Löffel oder die Gabel von den Fingern zum Mund heraufführen (siehe Abbildung 44). Lassen Sie dabei Finger, Handgelenk und Schulter völlig frei. Zunächst kommt es Ihnen vielleicht vor, als müßte die Gabel eine endlos lange Reise bis zum Mund zurücklegen, oder die Bewegung erscheint Ihnen im Vergleich zu Ihrem normalen Eßstil «steif», mit der Zeit aber werden Sie sich daran gewöhnen. Beim Trinken sollten Sie nicht in sich zusammensacken, um den Mund zum Glas zu bringen, sondern das Glas bis zu einem Punkt etwas oberhalb des Mundes führen. Dann können Sie den Kopf zurücklehnen und das Glas neigen, ohne den Hals zusammenzudrücken.

Schlafen

Die beste Unterstützung für den schlafenden Körper ist eine feste und dennoch bequeme Matratze. Wenn Sie auf dem Rücken schlafen, legen Sie sich ein Kissen unter den Kopf und ein oder zwei weitere unter die Knie. Wenn Sie auf der Seite schlafen, legen Sie ein Kissen unter Kopf und Hals. Eventuell brauchen Sie noch ein Kissen zwischen den Knien oder am Bauch, um den Lendenwirbelbereich zu stützen. Wenn Sie auf dem Bauch schlafen, winkeln Sie ein Bein an und legen sich ein Kissen unter den Bauch, um die Lendenwirbel und die Seite mit dem angewinkelten Bein zu unterstützen. Da der Kopf in dieser Position verdreht ist, sollten Sie kein Kissen darunterlegen; wenn Ihnen das Liegen ohne Kissen unangenehm ist, nehmen Sie ein dünnes, weiches.

Die Anwendung der Leibowitz-Übungen in Sport und Freizeit

Wenn man den Medien glauben darf, befinden wir uns inmitten einer Freizeitsportrevolution. Tatsächlich absolvieren heutzutage mehr Menschen als früher regelmäßig ein anstrengendes Trainingsprogramm. Trotzdem zeigen neuere Forschungen, daß die große Mehrheit sich gar nicht bewegt oder nur sporadisch aktiv wird. Sowohl unter den Aktiven als auch unter denen, die sich nie ohne Not aus dem Fernsehsessel erheben, herrscht jedoch großes Interesse an dem Thema. Wir werden oft gefragt, was wir von den verschiedenen Sportarten und Trainingsmethoden halten. In diesem Kapitel gehen wir kurz auf die beliebtesten Freizeitsportarten ein. Wir sind gewiß keine Sportexperten, aber wir können Ihnen Hinweise geben, worauf Sie achten sollten, wenn Sie Sport treiben.

Die Erkenntnisse der Wissenschaft zeigen, daß die Fitneßsteigerung am größten ist, wenn Menschen, die bisher völlig inaktiv waren, mit ganz einfachen Übungen, etwa Spazierengehen, beginnen. Wenn Sie also zu den Inaktiven gehören, empfehlen wir Ihnen, bei jeder sich bietenden Gelegenheit zu Fuß zu gehen, zum Beispiel statt des Fahrstuhls die Treppe zu nehmen, mit dem Hund Gassi zu gehen und so weiter. Mit anderen Worten: Wir glauben daran, daß es gut ist, den Körper möglichst oft auf natürliche und angenehme Weise zu bewegen. Ein aktiver Körper reagiert auch rascher auf die Alexander-Technik.

Ob Sie nun wandern, um sich ein bißchen Bewegung zu verschaffen, oder als Leistungssportler an Wettkämpfen teilnehmen: In jedem Fall ist es wichtig, den Körper bei diesen Aktivitäten richtig einzusetzen. Deshalb sollten Sie bei sportlicher Betätigung besondere Sorgfalt auf die Anwendung der Alexander-Prinzipien verwenden, so daß Sie Ihren Sport schließlich buchstäblich «in Bestform» ausführen können. Wenn Sie irgendwelche Übungen mit überflüssiger Muskelanspannung betreiben, wird die Fähigkeit, die Übung richtig auszuführen, unnötig begrenzt und die Verletzungsgefahr größer. Gewichtheben ist ein gutes Beispiel dafür. Sie brauchen nur in ein Fitneßcenter zu gehen, in dem mit Gewichten gearbeitet wird, um Leute beobachten zu können, die beim Gewichtheben ihren Körper in alle Richtungen verbiegen. Viele Menschen legen Gewichte auf, die zu schwer für sie sind, und überlasten auf diese Weise den ganzen Körper, um sie trotzdem zu stemmen. Dasselbe gilt für jede andere sportliche Betätigung: Wenn Sie zu lange und angestrengt trainieren, steigt die Verletzungsgefahr.

Ein weiteres verbreitetes Phänomen ist der «Wochenendsportler», der in seiner Schul- und Universitätszeit körperlich aktiv war und heute aus beruflichen oder anderen Gründen nur noch selten Sport treiben kann. Der Körper des Wochenendsportlers wechselt fast übergangslos – oft ohne Aufwärm- oder Streckübungen – von einem völlig passiven Zustand zu intensiver körperlicher Betätigung über. Die idealen Voraussetzungen, um sich zu verletzen. Je schlechter Sie in Form sind, desto größer ist das Risiko von Muskelfaserrissen oder -schmerzen. Die Wochenendsportler sind oft noch jung (so zwischen dreißig und vierzig) und erinnern sich natürlich bestens an die körperliche Kraft und Beweglichkeit, die sie noch vor kurzem hatten. Dadurch werden sie häufig verleitet, weiter zu gehen, als es ihren Möglichkeiten zur Zeit entspricht.

Heute kann man viele Bücher kaufen, die auf fachgerechte Art und Weise das Erlernen einer Sportart erleichtern. Diese Bücher sind im allgemeinen hilfreich, und Sie sollten sie Ihren Bedürfnissen entsprechend zu Rate ziehen. Wenn Sie in irgendeiner Sportart Unterricht nehmen, achten Sie darauf, ob Sie sich mit dem Lehrer oder Trainer gut verstehen. Trainer sollten sich mit dem Körper und seinen Funktionen auskennen, offen sein für Fragen, und die Schüler niemals weiter treiben, als diese gehen können. Wer einen Schüler drängt, sich zu überanstrengen, um gute Leistungen zu erzielen, bereitet den Weg für übermäßige Muskelspannung, Überlastung, wenn nicht gar Verletzungen. Gehen Sie bei der Wahl des Lehrers vorsichtig vor. Machen Sie vor dem Training regelmäßig Aufwärm- und Streckübungen, und lassen Sie sich danach Zeit zum Abkühlen und für weitere Streckübungen. Das dauert nur ein paar Minuten, ist aber von größter Bedeutung, um Verletzungen und Verspannungen der Muskulatur zu vermeiden.

Gewichtheben

Heute verbringen viele Menschen mehrere Stunden wöchentlich in Bodybuilding-Studios, um Gewichte zu heben oder an den verschiedensten Kraftmaschinen zu arbeiten. Da man sich dabei ganz auf sich selbst konzentriert, hat man eine wunderbare Gelegenheit zur Anwendung der Alexander-Prinzipien. Achten Sie beim Gewichtheben und beim Training an den Kraftmaschinen darauf, daß Sie für die jeweilige Übung die richtigen Muskeln einsetzen. Machen Sie sich klar, welche Ziele die einzelnen Übungen verfolgen und welche Muskeln daran beteiligt sein sollten. Wenn Ihnen das nicht klar ist, fragen Sie den Trainer oder lesen Sie es in einer guten Trainingsanleitung nach.

Beim Gewichtheben ist das Ziel die Stärkung bestimmter Muskeln. Um einen Muskel zu stärken, muß man ihn belasten. Also beginnt man mit einem Gewicht, das man leicht heben kann, und erhöht es dann nach und nach, so daß Stärke und Muskelmasse zunehmen. Um schnelle Ergebnisse zu erzielen, fangen viele Menschen mit zu schweren Gewichten an oder erhöhen die Gewichte zu rasch. Wenn das Gewicht zu schwer ist, neigt der Hebende zu kompensatorischen Muskelanspannungen, indem er nicht nur die Muskeln einsetzt, die arbeiten sollten, sondern bei anderen, umliegenden Muskeln Hilfe sucht. Dabei wird oftmals die Belastung der Muskeln, die eigentlich arbeiten sollten, reduziert, so daß der Sinn der ganzen Übung in Frage gestellt ist. Außerdem geht im allgemeinen die gute Form verloren, wenn die Gewichte zu schwer sind. Man sieht dann etwa, wie Leute ihre Schultermuskeln zum Hochstemmen von Gewichten einsetzen, die eigentlich vom Bizeps gehoben werden sollten.

Es ist besser, mit Gewichten zu arbeiten, von denen Sie wissen, daß Sie sie ohne übertriebene Anstrengung heben können, und darauf zu achten, daß Sie nur die Muskeln benutzen, die tatsächlich arbeiten sollten. Später können Sie langsam das Gewicht erhöhen, indem Sie immer im Spiegel genau verfolgen, ob Sie durch die höheren Gewichte nicht sogar Ihre gute Form verlieren. Das dauert zwar länger, ist aber auf lange Sicht weit sicherer und effektiver. Nehmen Sie das Gewicht nicht innerlich vorweg, indem Sie sich schon vor dem Heben

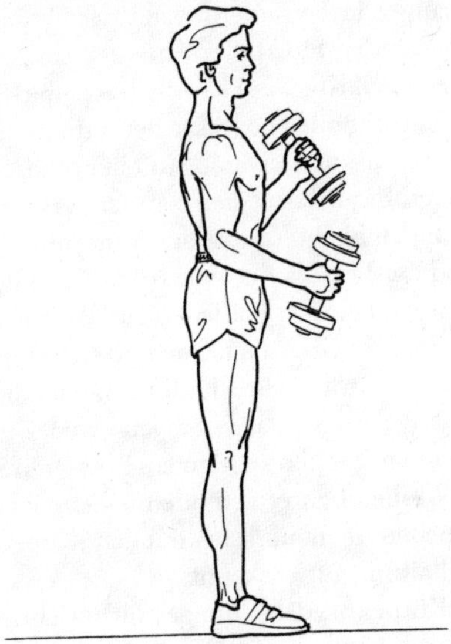

Abb. 45

anspannen. Ihr Ziel sollte es sein, mit dem ganzen Körper zu arbeiten, ihn gelängt und frei und den Kopf im Gleichgewicht zu halten, dann werden Sie auch effektiver bestimmte Muskeln stärken können. Das läßt sich nur erreichen, wenn der gesamte Geist/Körper beteiligt ist (siehe Abbildung 45).

Beim Gewichtheben ist es wesentlich, den ganzen Körper vor und nach den Übungen zu strecken. Gewichtheben ohne Dehnung kann zu Spannung und Beengung in den Gelenken führen, wodurch die Beweglichkeit des Körpers eingeschränkt wird.

Aerobic

Diese Art von Gymnastik ist besonders bei Frauen sehr beliebt. High-Impact-Aerobic empfehlen wir nicht, weil die meisten Leute nicht in der Lage sind, es ohne Verletzungsgefahr auszuführen. Das ständige Auf-der-Stelle-Springen und -Hüpfen kann Gelenk- und Rückenschäden hervorrufen, insbesondere wenn der Trainingsraum nicht mit einem gut federnden Holzfußboden ausgestattet ist – Beton ist eine Gefahr für Hüften, Knie und Knöchel. Aerobic-Studios aber haben oft nur mit Teppichboden bedeckte Betonfußböden, und die Teppichböden bieten keine ausreichende Stoßdämpfung.

Low-Impact-Aerobic belastet den Körper weniger, weil ein Fuß immer auf dem Boden bleibt, so daß der Aufprall weit schwächer ist. Doch auch bei Low-Impact-Aerobic sollte das Gymnastik-Studio einen Holzboden haben. Wie bei jeder Tätigkeit ist es durchaus in Ordnung, wenn Sie Ihre Grenzen testen und sich ständig um Verbesserung bemühen, doch sollten Sie darauf achten, daß der Kursus für Sie das richtige Niveau hat, damit Sie sich weder langweilen noch überanstrengen, um mithalten zu können. Probieren Sie verschiedene Kurse aus, bis Sie einen Lehrer gefunden haben, der Sie nicht weiter treibt, als Sie gehen können, und sich mit den Körperfunktionen und richtiger Körperhaltung gut auskennt.

Wenn Sie den Körper bei den Übungen nicht richtig einsetzen, werden Ihnen auch die Übungen nicht helfen. Falls Sie Ihren Körper falsch einsetzen, können die Übungen in einigen Fällen sogar schädlich sein. Deshalb müssen Sie immer den ganzen Körper im Blick behalten und nicht nur den Teil, der gerade arbeitet.

Gehen

Gehen ist eine sanfte, aber wirkungsvolle Übung. Die besten Ergebnisse erzielen Sie, wenn Sie dreimal in der Woche zwanzig Minuten lang rasch gehen. Lassen Sie dabei die Arme schwingen. Gleichzeitig werden Sie in der Hüftgegend leicht hin- und herschaukeln. Denken Sie beim Gehen die Anweisungen, und achten Sie darauf, die Lösung nach oben beizubehalten. Gehen ist nicht anstrengend; deshalb können Sie dabei ohne weiteres den richtigen Körpergebrauch aufrechterhalten. Sie brauchen dazu nichts als ein Paar guter Laufschuhe zur Stützung der Füße.

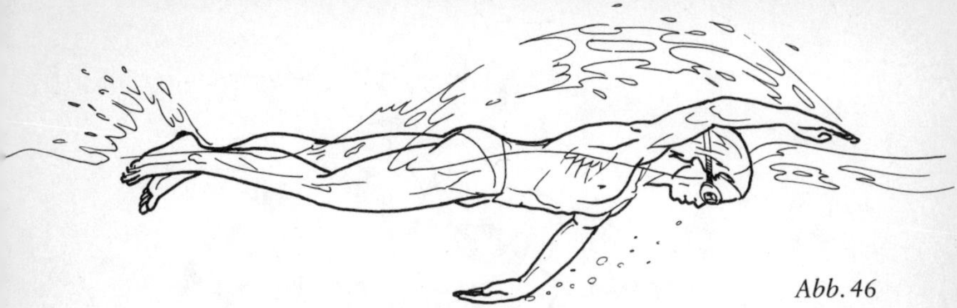

Abb. 46

Schwimmen

Schwimmen ist eine ungefährliche Übung, die von Medizinern bei Rückenbeschwerden gern empfohlen wird. Versuchen Sie, verschiedene Stile zu schwimmen, damit sich nicht bestimmte Körperteile überentwickeln. Achten Sie besonders beim Brustschwimmen darauf, daß Sie Ihre gute Form beibehalten – da Sie dabei den Kopf aus dem Wasser recken müssen, können Sie leicht den Nacken verspannen. Sorgen Sie auch dafür, daß der Hals frei bleibt, wenn Sie den Kopf beim Kraulen hin- und herdrehen (siehe Abbildung 46). Besonders gesund ist Rückenschwimmen, da man in der liegenden Position weniger dazu neigt, sich zu überanstrengen. Lassen Sie Ihr Körpergewicht vom Wasser tragen. Das Wasser bietet genügend Widerstand, um den ganzen Körper zu trainieren. Außerdem können Sie verschiedene gymnastische Übungen am Beckenrand machen.

Radfahren

Wenn Sie ein Rad mit Rennlenker, also mit nach unten gebogenen Griffen haben, müssen Sie die Freiheit des Körpers auch in der gebückten Position behalten. Machen Sie keinen Buckel, sondern denken Sie die Anweisungen, indem Sie den Körper sachte eine C-förmige Rundung einnehmen lassen – eine Haltung, die sich deutlich vom «Zusammensacken» unterscheidet. Verspannen Sie die Schultern nicht unnötig. Wenn Sie ein Rennrad fahren, müssen Sie den Kopf leicht nach hinten kippen. Achten Sie darauf, daß Sie dabei nicht den Nacken verspannen. Lassen Sie die Wirbelsäule nach oben

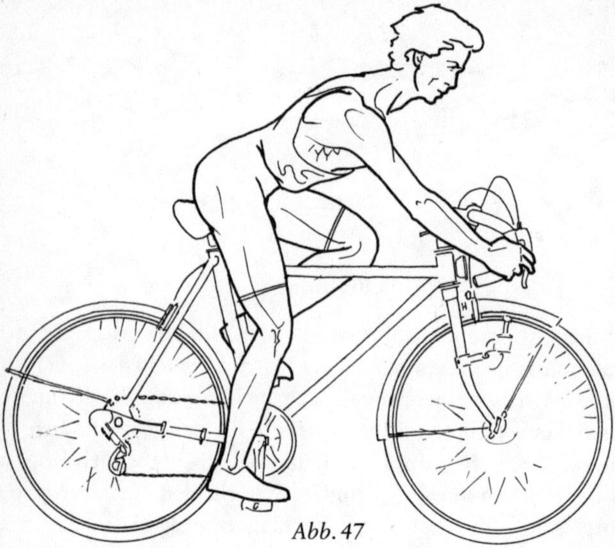

Abb. 47

länger werden und die Knie sich nach vorn lösen, während Sie in die Pedale treten (siehe Abbildung 47). Um Ihrem Rücken Abwechslung zu verschaffen, können Sie sich gelegentlich gerade hinsetzen und die Hände oben auf die Griffe legen. Manche Menschen finden Fahrräder, auf denen man aufrecht sitzen kann, bequemer.

Laufen

Laufen ist eine sehr anstrengende Tätigkeit, bei der Rücken, Hüften, Knie, Knöchel und Füße ziemlich stark belastet werden. Bei jedem Schritt prallt das Zweieinhalbfache des Körpergewichts von oben auf die Gelenke. Wir raten Ihnen dringend, nicht auf Asphalt oder Beton zu laufen. Auch wenn Sie sehr gute Schuhe haben und gut in Form sind, meinen wir, daß das Laufen auf solchen Böden eine zu große Belastung für den menschlichen Körper darstellt. Wenn Sie laufen, sollten Sie es auf einer Leichtathletikbahn, auf Gras oder auf Sand

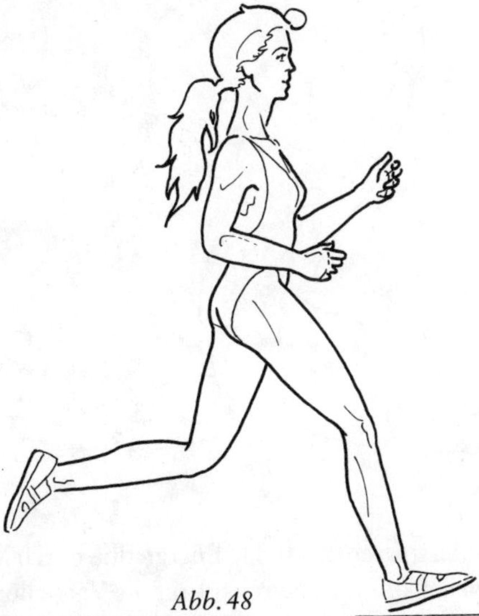

Abb. 48

tun. Lassen Sie wie beim Gehen die Knie sich nach vorn bewegen, während der Körper nach oben länger wird. Die freie Bewegung der Arme sollte der Körperbewegung entsprechen (siehe Abbildung 48). Manche Leute finden im Gehen als Leistungssport eine befriedigende Alternative zum Laufen. Lassen Sie dabei die Knie sich nach vorn lösen, während die Wirbelsäule sich nach oben löst, und bleiben Sie in den Hüftgelenken frei, damit die Hüften die übertriebene Bewegung ohne Schwierigkeiten ausführen können.

Tanzen

Tanzstunden bieten eine ausgezeichnete Gelegenheit zur Anwendung der Alexander-Anweisungen – egal, ob Sie Steptanz, Jazztanz, Ballett (siehe Abbildung 49), Modern Dance, kreative Bewegung oder was auch immer lernen. Die für jeden Tanzstil erforderliche Freiheit und Beweglichkeit wird durch die Anwendung der Alexander-Prinzipien

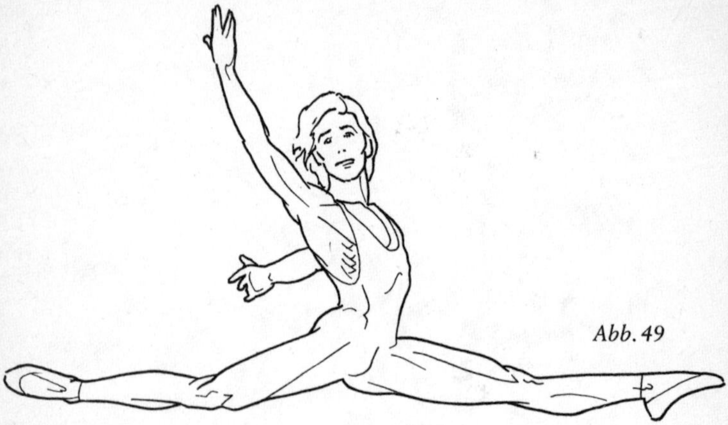

Abb. 49

gefördert. Sie unterstützen den freien Energiefluß durch Muskeln und Gelenke und wirken oft auch befreiend auf die Vorstellungskraft.

Golf

Beim Schlagen des Balles sollten Sie die Bewegungsabläufe beachten, die wir im letzten Kapitel unter den Stichworten «Bücken» bzw. «Beugen» beschrieben haben. Beugen Sie sich nicht aus der Taille heraus nach vorn, sondern kippen Sie den Körper in den Hüftgelenken. Achten Sie darauf, daß Sie nicht die Schultern nach vorn ziehen, wenn Sie den Schläger zum Ball führen. Während Sie sich drehen, um auszuholen, muß der Oberkörper lang und weit bleiben. Da es sich dabei um eine sehr starke Bewegung handelt, sollte sie im ganzen Oberkörper und nicht nur in einem isolierten Teil des Rückens stattfinden (siehe Abbildung 50). Wenn Sie den Körper ständig nur an einem einzigen Punkt verdrehen, anstatt den gesamten Skelettapparat zu benutzen, werden Sie bald Ärger mit dem Rücken haben.

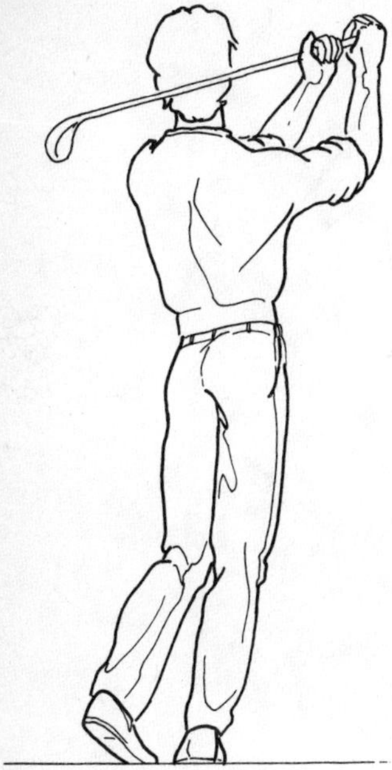

Abb. 50

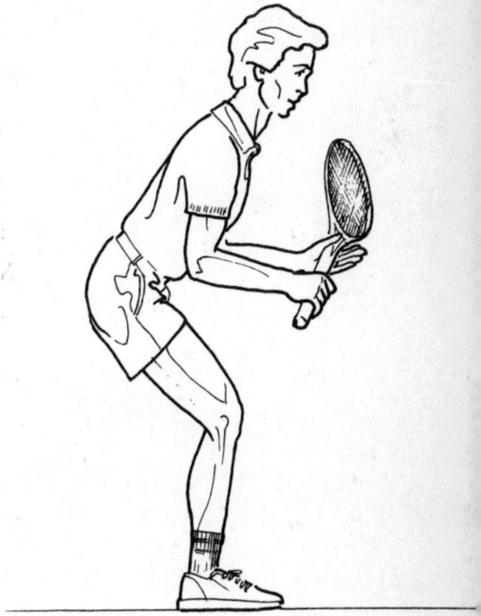

Abb. 51

Tennis

Auch hier sind die Bewegungsabläufe Beugen und Bücken zentral. Lassen Sie beim Tennisspielen keinen Buckel zwischen Taille und Schultern entstehen. Lassen Sie den Körper nach oben länger werden, und stellen Sie sich den Schläger als Verlängerung des Armes vor. Während des Spiels werden meistens die Knöchel, Knie und Hüftgelenke gebeugt und der Oberkörper leicht nach vorn geneigt sein (siehe Abbildung 51). In dieser Haltung steht Ihnen sehr viel Kraft zur Verfügung. Wenn die Muskeln des Oberkörpers sich längen und weiten, werden Ihre Schläge kraftvoller und flexibler und Sie können sich rascher und wirkungsvoller in jede beliebige Richtung bewegen.

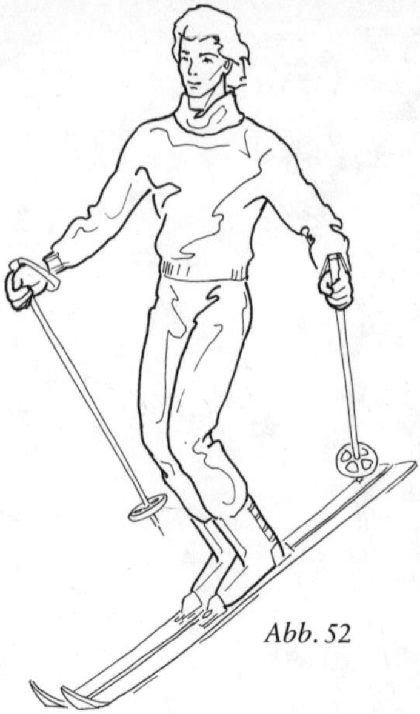

Abb. 52

Skifahren

Zum Skifahren müssen Sie den Oberkörper lang werden lassen, während Sie die Knie beugen. Außerdem sollten Sie in den Hüftgelenken frei sein, so daß Sie sich dort bei der Abfahrt hin- und herdrehen können (siehe Abbildung 52). Die im letzten Kapitel vorgestellten Beugeübungen lassen sich direkt auf diese Tätigkeit anwenden. Sie können das Beugen auch zu Hause üben, indem Sie kleine Sprünge auf der Stelle ausführen, um eine Skiabfahrt zu simulieren. Die Beine sollten frei und leicht sein, bereit, sich in jede Richtung zu bewegen.

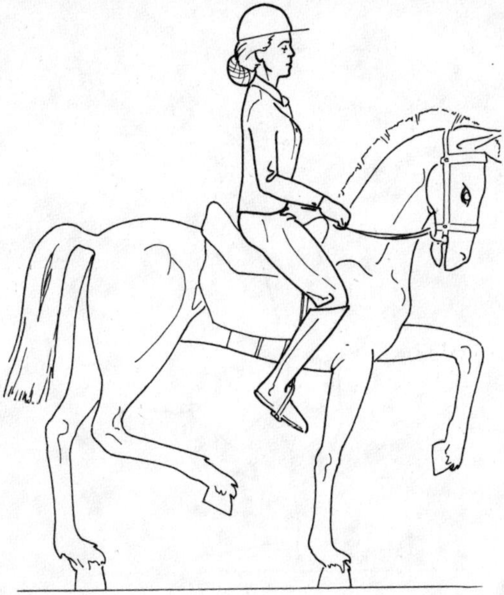

Abb. 53

Reiten

Reiten ist ein interessanter Sport, weil Sie sich gleichzeitig auf sich selbst und das Tier konzentrieren müssen. Die Prinzipien des Dressurreitens entsprechen in vieler Hinsicht den Alexander-Prinzipien. Je freier der Körper und je sensibler die Hände, die die Zügel halten, desto mehr Kontrolle hat man über das Pferd. Wenn Sie verspannt sind, spürt das Pferd es durch Ihre Beine, Füße, Hände und selbst noch an der Art, wie Sie im Sattel sitzen. Längung und Weitung helfen Ihnen, frei zu bleiben, so daß Sie sich mit dem Pferd bewegen können (siehe Abbildung 53).

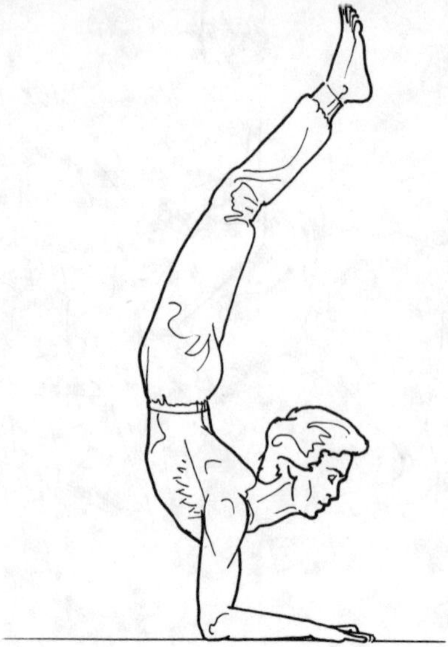

Abb. 54

Yoga

Yoga besteht aus Dehnungsübungen, bei denen Sie zum Teil Haltungen einnehmen müssen, die normalerweise im Alltag nicht vorkommen. Einige dieser Positionen müssen längere Zeit aufrechterhalten werden. Die Alexander-Anweisungen werden Ihnen helfen, ungewohnte Bewegungen auszuführen, und Ihnen Informationen darüber vermitteln, ob Sie in der ungewohnten Position alles richtig machen (siehe Abbildung 54). Erzwingen Sie sich keine Übung, sondern bleiben Sie ruhig und gelassen, und achten Sie darauf, nicht den Atem anzuhalten.

Schlußbemerkung

Die Alexander-Technik ist ein Hilfsmittel für das praktische Leben. Sie kann Ihnen nicht nur bei aktuellen Beschwerden Linderung verschaffen, sondern auch vorbeugend wirken. Indem Sie Ihrem Geist und Ihrem Körper beibringen, in der richtigen Weise zusammenzuarbeiten, legen Sie den Grundstein für Gesundheit und Wohlbefinden. Wenn Sie bereit sind, sie zu erlernen, läßt sich die Alexander-Technik zur Lösung bestimmter Probleme, die durch schlechten Gebrauch des Körpers entstehen, nutzen, oder auch als ein Mittel, um das Leben in all seinen Facetten zu bereichern. Die Arbeit mit der Technik ist ein unaufhörlicher Prozeß. Wie weit Sie sich darauf einlassen wollen, liegt ganz allein bei Ihnen. F. M. Alexander hat diesen Prozeß mit folgenden Worten treffend beschrieben:

> Es ist mein Glaube und meine durch 20jährige Forschung und Praxis bestätigte Überzeugung, daß das herrliche menschliche Erbe der bewußten Beherrschung des eigenen Körpers für jeden erreichbar ist, der sich die Mühe macht, es zu kultivieren... Es handelt sich weder um eine esoterische Doktrin noch um einen Mystizismus, sondern um die Synthese völlig vernünftiger Lehrsätze, die sich in der Theorie demonstrieren und in der Praxis bestätigen lassen...
>
> Es ist wichtig, daß die zivilisierten Völker den Wert dieses Erbes begreifen, den Endpunkt eines langen Evolutionsprozesses, der sie in die Lage versetzt, den Gebrauch und die Mechanismen ihres eigenen Körpers zu beherrschen... Dieser Triumph ist weder im Schlaf noch in Trance, noch durch Unterwerfung oder Betäubung zu erlangen, sondern nur in klarer, wacher, vernünftiger und absichtsvoller Bewußtheit und Wahrnehmung der wunderbaren Potentiale, die die Menschheit besitzt – das transzendente Erbe eines bewußten Geistes.

Die Alexander-Technik kann Ihnen letztendlich in jeder Lebenslage helfen. Um das zu erreichen, müssen Sie sich das wichtigste Geschenk machen, das Sie sich selbst machen können: Zeit. Sie brauchen Zeit, um die Technik in Ihr Leben zu integrieren. Wenn Sie sich diese Zeit nehmen und Ihre Energien auf das Erlernen der Alexander-Technik konzentrieren, werden Sie nicht nur Veränderungen an sich beobachten, die Sie gewollt und geplant hatten, sondern auch andere, völlig unerwartete positive Veränderungen in Ihrem Leben.

Dank

Wir danken den Lehrerinnen und Lehrern, die uns in die Alexander-Technik eingeführt haben: Alma Frank, Lulie Westfeldt und F. Matthias Alexander selbst, bei denen Judith Leibowitz ausgebildet wurde; Pamela Anderson, Pearl Ausubel, Deborah Caplan, Ronald Dennis, Lorna Faraldi, Barbara Kent, Judith Leibowitz, Glynn MacDonald, Ann Mathews, Troup Mathews und Sarnell Ogus, bei denen Bill Connington gelernt hat. Diese Lehrerinnen und Lehrer haben uns auf unseren Entdeckungsreisen in die Alexander-Technik und in unser eigenes Inneres unterstützt. Weiter möchten wir denen danken, die das Manuskript dieses Buches gelesen haben und/oder uns mit ihrem Rat geholfen haben: Dr. John Austin, Pearl Ausubel, Joanne Howell, Amy Kitahata-Sporn, Cynthia Knapp, Cynthia Reynolds, Stacy Title und David R. Zyla. Außerdem sind wir allen Studenten und Kollegen zu Dank verpflichtet, die wir für die Fallgeschichten befragen durften.

Unserer ersten Lektorin, Margaret Winberger, die dabei war, während unser Projekt von der Idee zum Manuskript reifte, danken wir für ihre freundlichen Worte und ihre generelle Unterstützung. Unsere zweite Lektorin, Susan Randol, hat das Manuskript begleitet, bis ein Buch daraus wurde. Wir sind ihr für alle ihre Anregungen sehr verbunden; ihr scharfes Auge und ihre konstruktive Kritik haben uns geholfen, das Buch wesentlich zu verbessern. Wir danken diesen beiden fähigen Frauen für ihre Hilfe. Dank geht auch an Lorraine Williams für ihre Geduld und ihre sachkundigen Illustrationen und an unseren Agenten Athos Demetriou, der großes Interesse für das Projekt zeigte und wertvolle Einsichten und Ratschläge beisteuerte.

Ein besonderes Dankeschön gilt schließlich Jane Kosminsky für das Lesen des Manuskripts und dafür, daß sie uns in ihrer unendlichen Großzügigkeit für längere Zeit ihren Macintosh-Computer geliehen hat.

Literaturempfehlungen

Alexander, F. M., *Constructive Conscious Control of the Individual,* Long Beach, Calif., 1985. Mit einer Einführung von Walter Carrington. (Erstausgabe New York 1923, mit Vorwort von John Dewey.)

–, *Man's Supreme Inheritance,* Re-Educational Publ. Ltd. 1946.

–, *Die Grundlagen der F. M. Alexander-Technik,* hrsg. und zusammengestellt von Edward Maisel (eine Textauswahl aus F. M. Alexanders vier Büchern), Heidelberg 1985.

–, *Der Gebrauch des Selbst,* München 1988.

Barlow, Wilfred, *Die Alexander-Technik. Gesundheit und Lebensqualität durch richtigen Gebrauch des Körpers,* München 1983.

Caplan, Deborah, *Back Trouble. A New Approach to Prevention and Recovery Based on the Alexander Technique,* Gainesville, Florida, 1987.

Gelb, Michael, *Körperdynamik. Eine Einführung in die Alexander-Technik,* Frankfurt a. M. 1986.

Herrigel, Eugen, *Zen in der Kunst des Bogenschießens,* Bern/München/Wien ^{30}1990.

Jones, F. P., *Body Awareness in Action: A Study of the Alexander Technique,* New York 1979.

Miller, Jonathan, *The Body in Question,* New York 1982.

Sanfilippo, Phyllis, *The Reader's Guide to the Alexander Technique. A Selected Annotated Bibliography,* Long Beach, Calif., 1987.

Stevens, Chris, *Alexander-Technik. Ein Weg zum besseren Umgang mit sich selbst,* Basel 1989.